外科医・総合医・一般医のための
「日常診療に役立つ外科系の知識」シリーズ
企画／地域医療外科系連合会・公益社団法人地域医療振興協会
企画責任者／住永　佳久（東京北社会保険病院）

日常診療に役立つ

産婦人科の
プライマリケア

|編著| 今野　良　自治医科大学附属さいたま医療センター産婦人科教授

執筆者 (50音順)

秋元　義弘	岩手県立二戸病院産婦人科	
新井　昇	かみいち総合病院産婦人科	
伊藤　雄二	公益社団法人地域医療振興協会 西吾妻福祉病院	
大口　昭英	自治医科大学産科婦人科学	
大田　悟	富山市民病院産婦人科	
岡本　伸彦	大阪府立母子保健総合医療 センター遺伝診療科	
風間　芳樹	新潟県立小出病院産婦人科	
神下　優	国立病院機構佐賀病院産婦人科	
川嶋　隆久	神戸大学大学院医学研究科 災害・救急医学	
北脇　城	京都府立医科大学大学院 女性生涯医科学	
楠木　泉	京都府立医科大学大学院 女性生涯医科学	
桑田　知之	自治医科大学産科婦人科学	
今野　良	自治医科大学附属さいたま医療センター産婦人科	
嵯峨　泰	自治医科大学産科婦人科学	
髙見澤　聡	国際医療福祉大学病院 リプロダクションセンター	
竹川　僚一	パキスタン・カラチ総領事館	
谷村　悟	富山県立中央病院産婦人科	
千田　英之	岩手県立宮古病院産婦人科	
塚田　清二	新潟県立新発田病院産婦人科	
豊田　進司	奈良県立奈良病院産婦人科	
曳野　肇	松江赤十字病院乳腺外科	
松田　圭子	大阪府立母子保健総合医療 センター遺伝診療科	
松原　茂樹	自治医科大学産科婦人科学	
村井　眞也	岩手県立中央病院産婦人科	
渡辺　尚	自治医科大学産科婦人科学	

医療文化社

序

　自治医科大学は地域社会における医療の確保と向上および地域住民の福祉を増進させることを目的として1972年に設立された医科大学である．1978年に第1期生を送り出して以来，今日までに4,000名以上が医師として地域医療に従事しており彼らの地域医療に対する貢献は高く評価されている．その卒業生のうち約950名が外科系の医師として診療活動を行っている．

　1992年11月に，当時，自治医科大学附属大宮医療センター（現，さいたま医療センター）に勤務していた消化器一般外科医の有志が中心となって，「自治医科大学外科系連合会」を発足させた．この会は外科医としての卒後研修のカリキュラムに必ずしも恵まれていなかった自治医大卒業生が集まり，外科修練のための情報交換と外科専攻継続への激励を目的としたものであった．当初の会員は自治医科大学関係の外科系医師が中心であったが，その後，本会は開催を重ねるに従って自治医科大学卒業生にこだわらず広く「地域医療に貢献するすべての医療機関に勤務する外科系医師の学術および診療情報の交換の場を提供する」ことを目指して，現在の「地域医療外科系連合会」と改称し，毎年さいたま市において開催される学術集会では，症例報告・教育講演・特別講演などの充実した研鑽の場を提供してきている．

　一方，日常臨床に忙殺されがちな外科系医師が年1回といえども全国各地から集うことは容易ではない．地域医療では留守を任せる人員の確保には大きな困難が伴うことが少なくない．このような状況で，これまでの集会で蓄積された情報・知識を有効に活用し，会員間の知識の共有を目指して地域医療外科系連合会では書籍の出版が企画され，[外科医・総合医・一般医のための「日常診療に役立つ外科系の知識」シリーズ]が刊行されている現況である．

　これまでに胸部血管外科・呼吸器外科・耳鼻咽喉科・皮膚科・眼科・乳腺外科の各領域が出版されている．今回はシリーズ第7巻として産婦人科領域から『日常診療に役立つ　産婦人科のプライマリケア』が出版されることになった．今後も整形外科・泌尿器科・脳外科などの各外科系領域や栄養管理・リハビリテーション領域において

実際に臨床で活躍している新進気鋭の若手専門医師の執筆による斬新な内容の書籍シリーズの発刊が計画されている．

　自治医科大学は教育の目標として総合的な診療能力を持った医師の養成を目指してきた．その卒業生が現場での経験をもとにした外科医および総合医，一般医のための実用的な外科系の書籍の出版を企画したことを学長として誇りに思うものである．本書が外科系医師のみならず総合医，一般医，家庭医など，より良き臨床医であることを目指しているすべての医師の生涯学習にとって有益なものになることを確信している．

2013年冬

自治医科大学前学長

高久　史麿

シリーズの発刊にあたって

　1972年に「へき地医療に貢献する医師の育成」を目的として自治医科大学が設立された．都道府県ごとに1～3人の枠で選抜されて入学した医学生は緑豊かな環境に恵まれた斬新な学生寮に集い，「へき地医療に対する熱い心」を語り合いながら青雲の志に満ちた一時期を過ごす幸せを共有できた．新設大学で先輩が存在しないためにはっきりとした将来像が描けないという漠然とした不安もあったが，敷かれたレールの上を走るのではなく自分たちでレールを作っていくのだと叱咤激励してくださった当時の少壮気鋭の先生方との濃厚な思い出は貴重な財産として心に残っている．

　第1期生がBST（当時はlearningではなくてteachingであった）を終え卒業試験および国家試験の本格的準備を始めた1977年ごろには，「何科の医師としてへき地医療に従事すべきなのか？」が大きな話題となっていた．自治医科大学卒業生に対する期待には都道府県によって温度差があったのは事実である．臨床医としてではなく医療行政（保健所勤務を含む）にかかわることを期待する自治体や，へき地診療所での勤務のみを想定して内科医以外では困るという自治体もあった．さらには卒後初期研修期間の確保やいわゆる後期研修の要否などの懸案事項もあり，外科系診療科の技術的修練には一定の時間を要すると理解していた学生にとっては外科系診療科選択に一抹の不安があった．

　その後，自治医科大学の首脳陣，すなわち当時の中尾喜久学長，高久史麿教授（前学長），そして多くの教育スタッフや事務方による各自治体への強い働きかけで，卒後の初期研修期間の確保は次々に達成された．一方，後期研修の希望に対しては，その必要性の理解を得ることと，その研修期間中のへき地診療所の医師確保という二つの課題が残されていた．このような状況で，創設期の自治医科大学卒業生が外科系診療科を進路として選択する率は，同年代の他大学卒業生に比べ低かったようである．

　1989年12月に自治医科大学附属大宮（現，さいたま）医療センターが開院し，数名の外科系診療科を選考していた卒業生が更なる研鑽を求めて集まった．1992年11月，大宮医療センターに勤務する消化器一般外科医の有志が中心となり「自治医科大

学外科系連合会」を立ち上げた．これは外科系医師として各自治体で地域医療に携わりながら必ずしもその修練に満足できていない自治医大卒業生が集まり，臨床に直接役立つ外科系知識の提供と収集，そして厳しい研修環境・修練状況を乗り越え外科系診療科を専攻する仲間の激励を目的とした．年に一度の会合には150名近くが参加し，症例報告・教育講演・特別講演など充実した情報提供を継続している．現在では「地域医療外科系連合会」と改称し，さらに実績を重ねている．

そこで，これまでに蓄積された情報・知識を有効に活用し，会員間の知識の共有を目指して書籍の出版の企画に想い至ったのは自然の理とも言える．幸い地域医療外科系連合会には，それぞれ外科系分野の専門医としての技術と知識を備え，かつ教育者としての資質に恵まれた会員が多数参画しており，書籍の執筆依頼に困難はない．現在までに『他科医・他業種必携！僻地診療所，外科系1人当直で役立つ　形成外科の知識』・『外科医，一般整形外科医に知ってもらいたい骨軟部腫瘍の知識』・『図説　皮膚病診療の実際』と，3冊の実用的なテキストを発刊した．幸いにもこれらのテキストの内容の適切さと充実度が高く評価され，医学書籍としての販売希望が多くの会員から寄せられた．この要望に応えるべく，［外科医・総合医・一般医のための「日常診療に役立つ外科系の知識」シリーズ］の企画に至った．本シリーズのコンセプトは，これまでの教科書とは異なり「基本的知識や手技と共に，コツや注意点（落とし穴）」などの内容を含むことである．外科系医師の知識の再確認のみにとどまらず，総合医・一般臨床医など，および臨床研修を始めた新人医師からベテラン医に至るまで，より良き臨床医を目指している内科系医師にとっても役立つと確信している．

既に『日常診療に役立つ心臓血管外科の手技と患者管理』，『日常診療に役立つ呼吸器外科のマネジメント』，『日常診療に役立つ耳鼻咽喉科疾患診療のこつ』，『日常診療に役立つ全身疾患関連の口腔粘膜病変アトラス』，『日常診療に役立つ眼科疾患診療のつぼ』，『地域連携を育てる乳癌診療基礎知識』が出版されている．いずれも各領域の臨床におけるエキスパートの力作である．

そして今回，第7巻として『日常診療に役立つ産婦人科のプライマリケア』が出版される．現在，脳神経外科・整形外科・泌尿器科・栄養管理やリハビリテーション処方ガイドなど，実際に臨床で活躍している若手専門医師によるシリーズの出版準備が進んでいる．

2013年春

「地域医療外科系連合会」幹事代表・シリーズ企画責任者／東京北社会保険病院　病院長

住永　佳久

はじめに

　日本における医学教育あるいは診療において，産婦人科の医療は産婦人科医によって行われるものという枠組みになっている．一方，海外先進国，とくにヨーロッパ諸国では，産婦人科のプライマリケアはGP（general practitioner）とよばれる家庭医によって実施されているところが多い．妊婦健診や子宮頸がん検診といった最も普遍的な産婦人科診療は，GPにとって重要なプライマリケアである．

　日本においては，真の意味でのGP教育は行われておらず，総合医あるいは一般医とよばれる医師でも，産婦人科領域のことは自分の仕事ではなく，産婦人科医に任せることにしていることが多い．本書は，地域医療外科系連合会・公益社団法人地域医療振興協会による「日常診療に役立つ外科系の知識」シリーズの一つとして，住永佳久先生から企画をいただき，編集を依頼されたもので，上記のような日本の現状において，産婦人科プライマリケアを行っていない外科医・総合医・家庭医・一般医を対象に，日常診療で遭遇する頻度の高い産婦人科疾患やプライマリケアに関する事項をわかりやすく概説することを目的とした．産婦人科領域においても，新しい疾患概念が登場し，診断・治療法が開発されている．また，子宮頸がん検診やHPVワクチンのような10年前とは大きく様変わりしている事項もある．

　本書は，日常診療の中で，産婦人科医が近くにいない，女性の疾患での鑑別診断に困っている，信頼できるコンサルテーションができない，セカンドオピニオンが欲しいなどの場面で，さっと手にとってminimum requirementを知りたいときに利用していただくことを想定している．執筆いただいたのは全国で活躍する自治医科大学卒業の先生方である．ご多忙の中，原稿をお寄せいただいたことに心から感謝申し上げる．それぞれの研鑽の場で積み上げた知識や経験，学問に基づいて，形式にこだわらず自由に書いていただいたので，ある項では重要事項のメモ，ある項では読み物に近い形での解説になっている．

　最後に，本書が外科医・総合医・家庭医・一般医・研修医をはじめ，看護師・保健師，自治体の保健担当者の皆様に読んでいただき，日本の女性のプライマリケア向上に貢献できることを祈念する．

　2013年　桃の節句に

自治医科大学附属さいたま医療センター産婦人科教授

今野　良

目　次

序…………………………………………………………… 高久　史麿　（1）
シリーズの発刊にあたって……………………………… 住永　佳久　（3）
はじめに…………………………………………………… 今野　良　　（5）

【1】月経のトラブル，月経前症候群 ……………… 秋元　義弘　1

　[1] エッセンス ……………………………………………………… 1
　[2] 各論 ……………………………………………………………… 2
　　　1．月経前症候群　　2
　　　2．無月経，月経不順　　3
　　　3．月経困難症　　3
　　　4．過多月経　　4
　　　5．月経周期の変更希望　　5

【2】ピル，緊急避妊 ………………………………… 千田　英之　6

　[1] ピル（経口避妊薬）……………………………………………… 6
　[2] 緊急避妊 ………………………………………………………… 11

【3】小児・思春期婦人科 …………………………… 渡辺　尚　14

　[1] 総論 ……………………………………………………………… 14
　　　1．思春期とは　　14
　　　2．思春期患者の特徴　　14
　　　3．思春期婦人科診療の実際　　14
　[2] 各論 ……………………………………………………………… 16
　　　1．早発思春期　　16
　　　2．無月経　　17
　　　3．機能性子宮出血　　18
　　　4．月経困難症　　19
　　　5．小陰唇癒着症　　19

【4】妊婦健診 ………………………………… 風間　芳樹　21

- [1] 標準的な妊婦定期健康診査（妊婦健診）……………………………… 21
  1. 妊婦健診の間隔　　22
  2. 妊婦健診で毎回行われる検査，計測　　22
  3. 適宜行われる検査　　25
- [2] 妊娠により起こる症状，マイナートラブル ……………………………… 26
- [3] 妊婦健診でよく受ける相談 …………………………………………… 28
  1. くすりを飲んでしまったのだが？（治療でくすりを飲みたいのだが？）　　28
  2. レントゲン検査は？　　29
  3. 旅行は？　　29
  4. 自動車の運転は？　　30
  5. 毛染めは？　　30
  6. 温泉は？　　30
  7. 運動は？　　31
  8. お酒は？　　31
  9. コーヒー（カフェイン）は？　　32
  10. インフルエンザ予防接種は？　　32
  11. 歯医者は？　　32
  12. まだ授乳中だが？　　32
  13. 職場の健診で，「貧血」，「高コレステロール血症」のため受診しなさいといわれたが？　　33

【5】妊婦の超音波診断 …………………………… 伊藤　雄二　34

- [1] 妊婦の超音波検査の基本 ……………………………………………… 34
- [2] 基本的5項目の検査 ………………………………………………… 35
  1. 胎児の生存　　35
  2. 胎児の数，走査方法と注意点　　36
  3. 胎位，胎向　　36
  4. 胎盤の位置　　36
  5. 羊水量の評価　　36
- [3] その他の比較的容易な妊娠初期の超音波検査 ………………………… 38
  1. 胎囊　　38

2．胎児（胚芽）頭臀長の計測　　38

【6】切迫流産，切迫早産 ……………………………… 大田　悟 40
　[1] 切迫流産 …………………………………………………………… 40
　　1．切迫流産の診断と鑑別診断　　40
　　2．切迫流産の治療と管理　　41
　[2] 切迫早産 …………………………………………………………… 43
　　1．切迫早産の予防　　43
　　2．切迫早産の診断と鑑別診断　　44
　　3．切迫早産の治療と管理　　46

【7】妊娠高血圧症候群 ………………………………… 大口　昭英 47
　[1] 診断 ………………………………………………………………… 48
　　1．妊娠高血圧症候群の病型分類　　48
　　2．一般医が日常よく遭遇する妊婦の病気・症状　　49
　[2] HELLP症候群 ……………………………………………………… 50
　　1．鑑別と診断　　50
　　2．管理　　50

【8】前置胎盤，常位胎盤早期剥離 …………………… 新井　昇 52
　[1] 前置胎盤 …………………………………………………………… 52
　　1．背景　　52
　　2．分類　　52
　　3．診断　　53
　　4．症状　　53
　　5．治療　　53
　[2] 癒着胎盤 …………………………………………………………… 54
　[3] 常位胎盤早期剥離 ………………………………………………… 56
　　1．原因　　56
　　2．症状　　57
　　3．診断　　58

    4. 治療　　59
    5. 合併症　　59

【9】妊娠中の他科合併症 ……………………………… 桑田　知之 61

　　[1] 循環器疾患（心疾患）合併症 ………………………………………… 61
　　[2] 呼吸器疾患合併症 ……………………………………………………… 62
　　[3] 消化器疾患合併症 ……………………………………………………… 62
　　[4] 血液疾患合併妊娠 ……………………………………………………… 63
　　[5] 糖尿病合併妊娠 ………………………………………………………… 64
　　【おわりに】 ………………………………………………………………… 65

【10】異所性妊娠（子宮外妊娠）……………………… 谷村　悟 67

　　[1] 問診のポイント ………………………………………………………… 68
　　[2] 症状のポイント ………………………………………………………… 68
　　[3] 検査のポイント ………………………………………………………… 68
　　　1. 尿中ヒト絨毛性ゴナドトロピン（HCG）定性　　68
　　　2. 血液検査　　70
　　　3. 超音波検査　　70
　　　4. CT検査　　71
　　　5. ダグラス窩穿刺　　71
　　[4] 治療のポイント ………………………………………………………… 71
　　【おわりに】 ………………………………………………………………… 71

【11】女性の救急アプローチ法
―Primary Survey と Secondary Survey ……………… 川嶋　隆久 72

　　[1] Primary Survey ………………………………………………………… 72
　　　1. Airway（気道開通確認と気道確保，A）　　72
　　　2. Breathing（呼吸状態の評価と維持，B）　　73
　　　3. Circulation（循環の評価と維持，C）　　73
　　　4. Disability（神経学的評価，切迫するDのチェック，D）　　74

5．Exposure & Environmental control（体表観察，体温チェックと
　　　　保温，E）　　75
　[2] Secondary Survey と根本治療 …………………………………………… 75
　[3] 女性を意識した救急診療 ………………………………………………… 75
　　　1．妊娠をしていない場合　　75
　　　2．妊娠している場合　　76
　　　3．放射線画像診断　　77
　　　4．妊婦の外傷　　78
　　　5．妊婦の心停止　　78

【12】不妊症の検査・診断 ……………………… 髙見澤　聡　80

　[1] 不妊原因 …………………………………………………………………… 80
　[2] 不妊機序 …………………………………………………………………… 81
　[3] 不妊症の検査 ……………………………………………………………… 81
　[4] 不妊症の治療 ……………………………………………………………… 81
　[5] 各不妊原因と不妊機序，検査，治療 …………………………………… 82
　　　1．卵管因子　　82
　　　2．卵巣因子（排卵因子，内分泌因子）　　82
　　　3．男性因子　　83
　　　4．子宮因子　　84
　　　5．頸管因子　　84
　　　6．免疫因子　　84
　　　7．子宮内膜症　　85
　　　8．機能性不妊（原因不明不妊）　　86

【13】不妊症の治療 ……………………………… 髙見澤　聡　87

　[1] 不妊症の治療の実際 ……………………………………………………… 87
　　　1．治療原則　　87
　　　2．排卵日の特定　　87
　　　3．治療のステップアップ　　88
　　　4．卵巣予備能の評価　　88
　　　5．加齢による妊孕能の低下　　88

[2] ART（assisted reproductive technology，生殖補助医療） ……………… 90
　　1．ARTの適応　　　90
　　2．体外受精と顕微授精　　　90
　　3．初期胚移植と胚盤胞移植　　　90
　　4．ART時の調節卵巣刺激　　　90
　　5．ARTの副作用　　　91

【14】遺伝カウンセリング　………………松田圭子・岡本伸彦　92

[1] 遺伝カウンセリングが有用と考えられる場合 ……………………………… 92
　　1．出生前診断を考慮する場合　　　92
　　2．カップルの血縁者に遺伝性疾患がある，もしくは疑われる場合　　　94
　　3．遺伝性腫瘍が疑われる家系の場合　　　94
[2] 遺伝カウンセリング実施施設と担当者 ……………………………………… 95
[3] 妊娠中の健康管理にかかわる主な遺伝性疾患 …………………………… 96
　　1．マルファン症候群　　　96
　　2．筋強直性ジストロフィー1型　　　96
　　3．エーラス・ダンロス症候群　　　97
　　4．ターナー症候群　　　97
【おわりに】 …………………………………………………………………………… 97

【15】子宮筋腫　………………………………………………村井　眞也　99

[1] 子宮筋腫の発生部位による分類 …………………………………………… 99
[2] 子宮筋腫の臨床症状 ………………………………………………………… 100
[3] 子宮筋腫の診断 ……………………………………………………………… 100
[4] 子宮平滑筋肉腫との鑑別 …………………………………………………… 100
[5] 子宮筋腫の保存的治療 ……………………………………………………… 101
　　1．各症状に対する対症療法　　　101
　　2．GnRHアナログ療法　　　102
　　3．漢方薬　　　103
　　4．子宮動脈塞栓術　　　103
　　5．収束超音波療法　　　103
[6] 子宮筋腫の手術療法 ………………………………………………………… 104

1. 子宮全摘出術　　104
　　2. 子宮筋腫核出術　　104
　　3. 子宮鏡下粘膜下筋腫切除術　　104
　[7] 子宮筋腫の治療法の選択 …………………………………………… 104

【16】子宮内膜症 …………………………… 楠木　泉・北脇　城　106

　[1] 子宮内膜症の概念 ……………………………………………………… 106
　[2] 子宮内膜症の症状 ……………………………………………………… 107
　[3] 子宮内膜症の診断 ……………………………………………………… 107
　[4] 子宮内膜症の治療 ……………………………………………………… 109
　[5] 他疾患との鑑別を要する子宮内膜症 ………………………………… 110

【17】子宮頸がん検診 ………………………………… 今野　良　113

　[1] 子宮頸がんの前駆病変 ………………………………………………… 113
　　1. CIN1　　114
　　2. CIN2　　114
　　3. CIN3　　115
　[2] 細胞診によるがん検診 ………………………………………………… 115
　　1. 基本的な概念　　116
　　2. 陰性　NILM　　116
　　3. 扁平上皮病変　　116
　　4. ASC-US，ASC-H　　116
　　5. 腺系病変　　117
　　6. その他の悪性腫瘍　　117
　　7. 結果の解釈と取り扱い　　117
　[3] 細胞診とHPVDNA検査併用による子宮頸がん検診 ………………… 118

【18】子宮頸がん予防ワクチン ………………… 神下　優　120

　　1. ヒトパピローマウイルスとはどんなウイルス？　　120
　　2. HPVに感染すると？　　120
　　3. HPVに対する免疫機構とは？　　121

4．HPV 感染予防ワクチン　　　121
　　　5．ワクチンの実際　　　122
　　　6．ワクチン接種の注意点　　　124
　【おわりに】……………………………………………………………………………… 124

【19】子宮頸がん……………………………………………… 豊田　進司　125

　[1] 子宮頸がんの一般的治療法 …………………………………………………… 125
　　　1．子宮頸がんの治療の概要　　　125
　　　2．子宮頸がんの手術療法　　　126
　　　3．放射線療法　　　126
　[2] LEEP 法 ………………………………………………………………………… 126
　　　1．LEEP 法について　　　126
　　　2．LEEP 法の実際　　　126
　　　3．当科の成績　　　128
　[3] 放射線治療 ……………………………………………………………………… 128
　　　1．一般的な放射線療法の副作用　　　128
　　　2．当科の成績　　　128
　【おわりに】……………………………………………………………………………… 129

【20】子宮体がん……………………………………………… 塚田　清二　130

　　　1．疫学　　　130
　　　2．進行期　　　130
　　　3．特徴　　　131
　　　4．症状　　　131
　　　5．診断法　　　132
　　　6．治療　　　133
　　　7．予後　　　134

【21】卵巣がん………………………………………………… 嵯峨　　泰　135

　[1] 卵巣がんとは …………………………………………………………………… 135
　[2] 卵巣がんの症状 ………………………………………………………………… 135

[3] 卵巣がんの診断 …………………………………………………………………… 136
　　　　1. 卵巣腫瘍の診断　　136
　　　　2. 良性腫瘍と卵巣がんの鑑別　　136
　　[4] 進行期，組織型，組織分化度 …………………………………………………… 136
　　　　1. 進行期　　137
　　　　2. 組織型　　137
　　　　3. 組織分化度　　137
　　[5] 卵巣がんの治療 …………………………………………………………………… 138
　　[6] 卵巣がんの再発治療 ……………………………………………………………… 138

【22】乳がん検診 　　　　　　　　　　　　　　　　曳野　　肇　139

　　[1] 乳がんの疫学 ……………………………………………………………………… 139
　　　　1. 日本の現状　　139
　　　　2. 検診先進国にみる乳がんの疫学　　140
　　[2] 日本における乳がん検診 ………………………………………………………… 140
　　　　1. 乳がん検診の意義　　140
　　　　2. 検診体制　　140
　　　　3. マンモグラフィの精度管理　　142
　　　　4. 視触診方法　　142
　　　　5. 日本の受診者の動向　　143
　　　　6. 乳がん検診の諸問題　　144
　　【おわりに】………………………………………………………………………………… 147

【23】更年期障害 　　　　　　　　　　　　　　　　竹川　僚一　148

　　[1] 更年期障害を疑う（婦人科受診を勧めてほしい）症例 ……………………… 148
　　[2] 更年期障害の治療およびその効果と注意点 …………………………………… 150
　　●婦人科以外の医師も知っておくほうがよい事項　　150

【24】ケースレポート論文の書き方 　　　　　　　松原　茂樹　152

　　　　⇨ケースレポート抄録書きっぷりで実力判明　　152
　　　　1. 書きたい内容は？　　152

(15)

2. 良い抄録の見本　　　153
3. 論文の書き方（松原の「二つわかった法」）　　　153
4. 「二つわかった法」だと，読者（査読者）はどこを見るか？　　　154
5. 「良い抄録の見本」にみる理想的 structure　　　155
6. 悪い抄録の見本　　　155
7. どこが「悪い」のか？　　　156
8. 希有性を押し出して何が悪い？　　　157
9. 押し出すのは「アイデアの新規性」，「臨床的有用性」．「希有性」ではない　　　157
10. 変な日本語　　　158
11. どこが「変」かというと　　　158
12. 日本語を直すと　　　159
13. ケースレポートはアイデアと書き方勝負　　　159

【1】月経のトラブル，月経前症候群

　不正出血，下腹部痛を訴えて，一般救急や内科，小児科を受診し，月経にかかわることを訴えたり，相談する女性，学生・生徒は案外と多いのではないかと予想される．

　本稿では，一般内科，小児科，救急，学校医などが日常的に遭遇することが比較的多くあるであろう，月経にかかわるトラブル，月経前症候群について述べる．

> **Key Points**
> 1) 不正出血，月経の問題にかかわる場合，妊娠に関係する問題を最初に否定する．
> 2) 緊急対応が必要な疾患を見逃さないようにする．
> 3) 女性にとって，月経にかかわるトラブルが「大変なことである」という認識を持って対応する．

［1］エッセンス

「女性を見たら妊娠を思え」

　古今いわれ続けていることであるが，この言葉の重要性は全く失われていない．

　ことに若年女性では，月経不順はごく普通にみられることであり，月経と，機能性出血，排卵期出血，流産初期の出血，子宮外妊娠の警告出血は，問診だけでは「ほとんど区別できない」．本人，あるいは家族が述べたことを鵜呑みにして妊娠反応検査を行わず，レントゲン，CTを撮影し，あとで家族から「妊娠初期に放射線を浴びせるなどとんでもないことをしてくれた」という理不尽なクレームは全国で後を絶たない．腹部膨満，強い下腹部痛で救急外来を受診し，レントゲンで胎児の骨が写ってからコールされる事例（つまり，妊娠末期の陣痛で受診したということ，もちろん妊婦検診などを受けていない）などは，毎年いくつもの救急センターからの報告がある．

　月経痛だと本人が告げたとしても，それが本当かどうかは本人でさえわからない．尿を5mL採取できれば，妊娠反応テストは可能であり，性器出血と下腹部痛を訴える女性が来院した際には，なんとかなだめすかしても「必ず」妊娠反応テストを施行すること．ことに，レントゲン，CTを撮影可能な施設では，必ず妊娠反応陰性であることを確認後，施行すべきである．

[2] 各　論

1. 月経前症候群 (premenstrual syndrome ; PMS)

|定義|
　月経前3～10日間の黄体期に続く精神的あるいは身体的症状で月経発来とともに減弱，あるいは消失するものとされる[1]．
　黄体ホルモンが関与していることは間違いないが，原因は不明である．日本人の生殖可能年齢女性の70～80％がなんらかの症状を伴っているとされる．

|症状|
　下腹部痛，腰痛，下腹部膨満感，頭重感，怒りっぽくなる，頭痛，乳房痛，いらいら感，のぼせ，憂鬱，浮腫など多彩な症状を見る．

|診断|
　月経の周期と連動した症状があればPMSとしてよい．この病態では，月経が発来するとほぼ同時に症状が軽快することが目安である．

1) 受診時の要点

　確かに，性成熟期の女性でよくみられるものではあるが，だからといって軽く片付けられてよい問題ではない．
　精神症状が主体となった場合：月経前不快気分障害（premenstrual dysphonic disorder ; PMDD）では，自殺企図を見る場合もある．
　治療はカウンセリング，および対症療法となるため，治療者の対応いかんにより，症状の増悪，軽減が大きく異なることとなる．まず，「大変ですね」と受容し，その症状をよく聞いてあげるだけでも，状態が軽減することもある．
　薬物治療では，欧米ではSSRI（selective serotonin reuptake inhibitors，選択的セロトニン再取り込み阻害薬）が第一選択[2]であるが，日本では，漢方薬（当帰芍薬散，桂枝茯苓丸，加味逍遙散，桃核承気湯など）もよく用いられる．下腹部痛，腰痛などの，痛みに関してはNSAIDsの使用はなんらかまわない．低用量ピル（oral contraceptives ; OC），その他のホルモンコントロールを希望される際には，産婦人科専門医を紹介する．

2) 月経のトラブル

　日本家族計画協会クリニックのデータ（1984～2000年，8～18歳，n＝1,626）によると，婦人科における思春期女子の主訴の多くは月経異常と疼痛（下腹部痛・腰痛）である．続発無月経38.6％，下腹部痛・腰痛13.1％，性器出血（出血がだらだら続く）10.8％，月経周期，持続日数の異常9.9％で，原発無月経は4.4％と報告[3]されている．

2. 無月経・月経不順

1）月経不順
18歳ごろでも約30％は無排卵周期のため，月経周期は不規則である[4]．ストレス，精神的ショックなどでも月経が不順になったり，ずれたりすることは全く珍しくない．40歳前後からはホルモン状態が不安定化することに伴い，月経不順となることはよくみられる．

2）原発性無月経
18歳を過ぎても自然月経の発来を見ないものが原発性無月経と定義される[1]．原発性無月経を主訴に産婦人科以外を受診することはほとんどないと思われるが，注意すべき疾患として処女膜閉鎖症，腟閉鎖症に伴う腟留血腫がある．これは，実際には月経が発来しているにもかかわらず，腟閉鎖，あるいは処女膜閉鎖によって月経血が子宮，腟内に貯留，腫大し，下腹部痛を来す疾患で，小学校高学年女子が救急外来を初診することがある．

特徴は，2次性徴が認められるにもかかわらず月経はまだきていませんという本人，母などからの問診内容であり，また，多くは下腹部痛がおよそ4週間ほどで定期的にみられる．エコー，CTなどでなんだかよくわからないが膀胱とは別な多量の液体貯留を認める，として小児科経由で産婦人科紹介となる場合が多い．

疑った時点で専門医を紹介する．

3）続発性無月経
先にも述べたように，続発性無月経の場合，とにもかくにも客観的手段によって妊娠を否定する．妊娠が否定された場合，その精査，管理は専門医を紹介する．ことに神経性食思不振症に伴う無月経は難治性である．

また，45歳以上の無月経でも，不規則な排卵のため安心して避妊せず，妊娠していることが案外とみられる．繰り返しになるが，必ず妊娠反応を調べることが肝要である．

3. 月経困難症

性成熟期の女性の90％は大なり小なり月経痛を抱えているといわれる．図1を見ると明らかなように，25歳未満の女性では鎮痛剤を内服しても仕事や学業に支障を来すほどの痛みを抱える女性が43.1％にのぼる．大切なのは鎮痛剤を使用することをためらわないようにすることである．鎮痛剤により，子宮，卵巣，ホルモン動態，妊孕性に異常を来す心配は全くない．

具体的には，痛みを我慢してから内服するよりも，月経開始前後の痛くなるであろうと予測される日から朝昼晩など定期的に早めに内服すると仕事や学業に差し支えない程度で抑えられることが多い．またむくみやすい状態であると増悪されやすいので，飲酒やコーヒーなどを控えめにするように指導する．

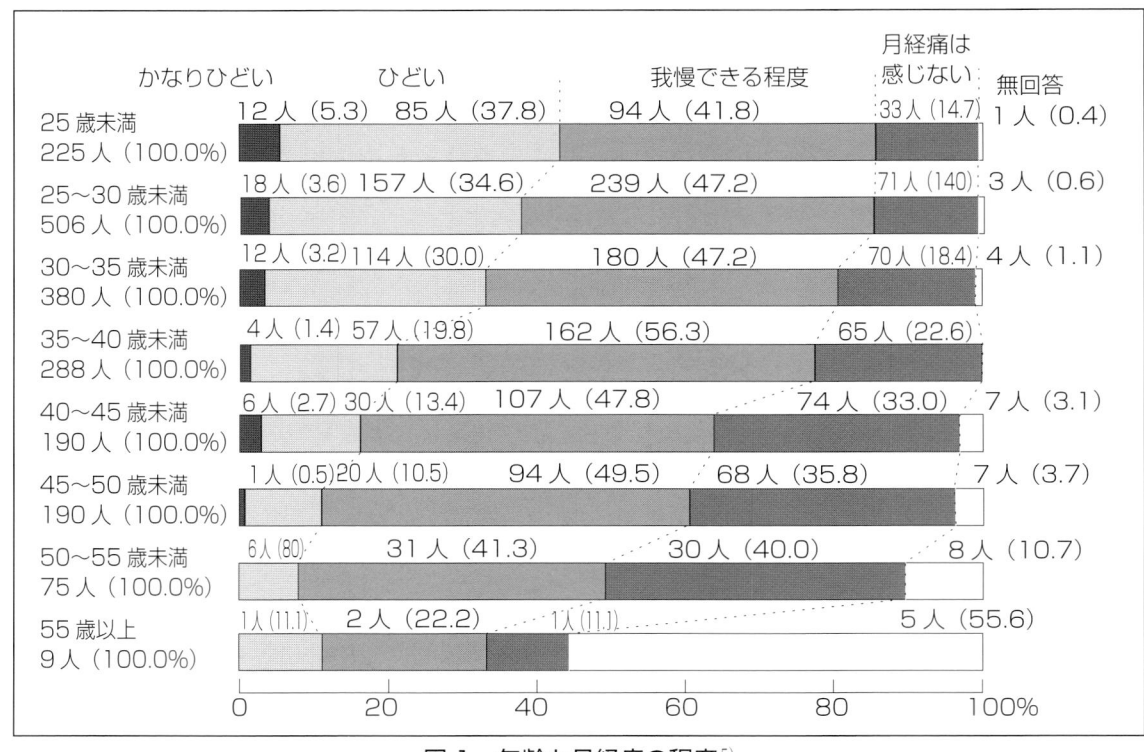

図1 年齢と月経痛の程度[5]

注意点

　強い月経痛と，子宮外妊娠の破裂，月経中の卵巣腫瘍茎捻転は，視診，問診，触診ではほとんど鑑別できない．妊娠反応を調べ，陰性であることを確認し，次に腹部エコーが可能であればよりよい．この時点で仰臥位を取れない状況であれば，産婦人科専門医に紹介，搬送とする．エコー上なんら所見がなく，デファンスもない状態で下腹部痛のみを訴える場合は強い月経痛を考え，NSAIDsの投与で経過を見てよい．月経痛であれば，ジクロフェナクナトリウム座薬，フルルビプロフェンアキセチル注射液点滴などを施行し，1時間程度で軽快することが多い．遷延する場合は単なる月経痛ではない可能性を考慮する．妊娠反応陽性，腹部エコー検査で所見が得られた際の対応は，他項を参照していただきたい．

4. 過多月経

　月経の出血量が年を追って次第に増加してくる状況が多いため，自分ではそれほど多くないと思っている場合が多い．ざっくりといえば，問診上，月経時，凝血塊が排出されればそれは過多月経としてもよい．また，月経時の出血している日数が8日以上であれば，過長月経である．いずれも専門医受診を勧める．

> [!注意点]
> 子宮内膜増殖症，子宮体癌，筋腫分娩の際の出血は，就眠時にも突然の多量出血でみられ，病院に駆け込んでくる場合がある．多くの場合，それほどの痛みの訴えはなく，全身状態は比較的良好なことが多い．

5. 月経周期の変更希望

　1〜2週間後の月経を遅らせるのは現実的にはかなり難しい．最低2か月程度の余裕を持っての移動が望ましい．月経発来を早めることはさらに困難である．低用量ピルを3か月ほど前から継続内服させることで，クラブ活動の大会，行事，試験などの予定と月経が重ならないようにすることは中学生，高校生にとっては非常に意義を持つし，卵巣，子宮機能，妊孕性にはなんら悪影響を及ぼす心配はないので，相談された際には，その旨を伝え，産婦人科受診を勧める．

●文　献
1) 日本産婦人科学会編. 産科婦人科用語集・用語解説集, 改訂第2版, 金原出版, 2008.
2) Freeman EW, Soundheimer SJ. Premenstrual dysphonic disorder : Recognition and treatment Prom care conmpanin. J Clin Psychatry 2003 ; 5 : 30-39.
3) 北村邦夫. 思春期と婦人科疾患. 清水凡生編, 総合思春期学, 診断と治療社, 東京, 2001 ; p191.
4) 松本清一. 思春期婦人科外来―診療・ケアの基本から実際まで, 文光堂, 東京, 1995 ; pp12-44.
5) 働く女性の身体と心を考える委員会（座長：坂元正一）. 月経痛―働く女性の健康に関する実態調査結果, 働く女性の身体と心を考える委員会報告書, 財団法人女性労働協会, 2004 ; pp21-22.

〈岩手県立二戸病院産婦人科　秋元　義弘〉

【2】ピル，緊急避妊

> **Key Points**
> 1) 経口避妊薬（ピル）や緊急避妊ピルを正しく処方することは，生涯を通じた女性のプライマリケア医となるためのまたとない機会である．
> 2) 低用量ピルの処方にあたっては，その禁忌や慎重投与例に注意する．
> 3) 低用量ピルの服薬指導では，服薬忘れへの対応や副効用を説明する．
> 4) 緊急避妊法による妊娠阻止は完全ではないことを対象女性に説明する．
> 5) 緊急避妊が成功した際にも，事後により確実な避妊法への移行を勧める．

　米国に遅れること40年，わが国では1999年9月に低用量の経口避妊薬（oral contraceptives；OC）が処方可能となり，2011年5月に緊急避妊ピル（emergency contraceptive pill；ECP）であるノルレボ®錠が処方可能となった．ただし，それ以前にも，国内では避妊薬が使用されていたし，ECPも存在していた．保険薬として承認されていた中・高用量ピルを避妊薬として利用し，中用量ピルであるプラノバール®錠をECPとして使用してきた経緯がある[1]．
　低用量OCの使用に関しては，2006年にガイドラインが改訂されている[2]ので，これに従って処方する．また，ECPの承認に先立ち，日本産科婦人科学会はいち早く「緊急避妊法の適正使用に関する指針」を作成している[3]．ECPの処方は自由診療であり，その処方の機会を通じて，確実な避妊法選択へと女性の行動変容を促すことが重要である．

[1]ピル（経口避妊薬）

　ピル（経口避妊薬，OC）はステロイド系女性ホルモンを含有する薬剤で，卵巣ホルモン（エストロゲン）と黄体ホルモン（プロゲストーゲン）の配合剤である．月経周期に合わせて毎日内服することで，排卵抑制をはじめ子宮内膜増殖抑制，頸管粘液の組成変化などの機序によりほぼ100%の避妊効果が得られる．
　エストロゲンとして含まれるエチニルエストラジオールの量により低用量ピル（50μg以下），中用量ピル（50μg），高用量ピル（50μg以上）に分けられる．日本で承認されている経口避妊薬は低用量ピルである．
　ピルにはホルモン含有量が一定の一相性ピルと，月経周期を模して3段階に変化する三相性ピルがある．いずれも21日間は活性成分を含んだ錠剤を内服するが，その後7日間休薬する21錠タイ

表1　各種の低用量ピル

世代	Pの種類	E/Pの配合比	代表的低用量ピル
第一	NET	一相性	オーソ®M，ルナベル®配合錠
		三相性	シンフェーズ®，オーソ®777
第二	LNG	三相性	トリキュラー®，アンジュ®
第三	DSG	一相性	マーベロン®
第四	DRSP	一相性	<u>ヤーズ®配合錠</u>

E：エストロゲン，P：プロゲストーゲン，NET：ノルエチステロン，LNG：レボノルゲストレル，DSG：デソゲストレル，DRSP：ドロスピレノン．
下線は月経困難症に対する保険承認薬

表2　各種避妊法の避妊効果のパール指数による比較

低用量ピル	0.27人
子宮内避妊システム（IUS）	0.1〜0.2人
子宮内避妊用具：IUD（銅付加タイプIUD）	0.6〜0.8人
不妊手術（男性）	0.1人
不妊手術（女性）	0.5人
コンドーム	2〜15人
リズム法	1〜25人
殺精子剤	6〜26人
避妊しなかった場合	85人

パール指数＝100人の女性が使用1年間で何人妊娠するか．この指数が低いほど避妊効果は高い．

表3　低用量ピルの避妊以外の副効用

	発生頻度
月経困難症	↓
過多月経	↓
子宮内膜症	↓
貧血	↓
良性乳房疾患	↓
子宮外妊娠	↓
機能性卵巣嚢胞	↓
良性卵巣腫瘍	↓
子宮体癌	↓
卵巣癌	↓
大腸癌	↓
骨粗鬆症	↓
尋常性痤瘡（にきび）	↓
関節リウマチ	↓

プと，7日間の休薬期間中にプラセボを内服し飲み忘れを予防する28錠タイプがある．表1に各種薬剤と商品名を示す[4]．

わが国で実施された臨床試験成績によれば，ピルのパール指数（使用開始1年間の妊娠率）は，0〜0.59であり，現在認められている避妊法のなかで最も確実な方法の一つである[5]．これは卵管結紮の0.5，銅付加子宮内避妊器具（intrauterine device；IUD）や黄体ホルモン放出型子宮内避妊システム（intrauterine system；IUS）の0.1〜0.8に匹敵する避妊効果であり（表2）[4]，しかも服用中止によって，速やかに妊孕性が回復する．

低用量ピルの服用は避妊効果以外にも副効用をもたらす．月経困難症，過多月経などの抑制効果

表4 ピル服用の慎重投与と禁忌

	慎重投与	禁忌
年齢	40歳以上	骨成長がまだ終了していない場合
肥満	BMI 30以上	
喫煙	喫煙者（禁忌の対象者以外）	35歳以上で1日15本以上
高血圧	軽度の高血圧（妊娠中の高血圧の既往も含む）	高血圧症（軽度の高血圧を除く）
糖尿病	耐糖能の低下	血管病変を伴う糖尿病
妊娠		妊娠または妊娠している可能性
産褥		産後4週以内（WHOの基準によれば，非授乳婦は産後21日以降は可）
授乳		授乳中（WHOの基準によれば，6か月以降は可）
手術など		手術前4週以内，術後2週以内，および長期間安静状態
心疾患	心臓弁膜症，心疾患	肺高血圧症または心房細動の合併　心臓弁膜症（亜急性細菌性心内膜炎の既往歴）
肝臓疾患	肝障害	重篤な肝障害，肝腫瘍
片頭痛	前兆を伴わない片頭痛	前兆（閃輝暗点，星型閃光など）を伴う片頭痛
乳腺疾患	乳癌の家族歴または乳房に結節	乳癌
血栓	血栓症の家族歴	血栓性素因 血栓性静脈炎，肺塞栓症，脳血管障害
その他	ポルフィリン症 てんかん テタニー 腎疾患またはその既往歴 子宮筋腫	過敏性素因，耳硬化症 エストロゲン依存性腫瘍（子宮筋腫を除く） 子宮頸がんおよびその疑い 診断の確定していない異常性器出血 抗リン脂質抗体症候群，脂質代謝異常 妊娠中に黄疸，持続性瘙痒症または妊娠ヘルペスの既往歴

が期待できるとの報告が多い[5]．順調な28日型の月経周期になることをはじめ，子宮内膜症の抑制や骨粗鬆症の予防に至るまで，多くの副効用が報告されている（**表3**）[2]．

低用量ピルの**服用禁忌**および**慎重投与**に関して**表4に示す**[5]．とくに，喫煙はピルの服用に際して，心筋梗塞や血栓塞栓症のリスクをさらに高めることが報告されている．また高血圧の存在もピル服用による心筋梗塞のリスクを増大させることが知られている．

低用量ピルは，月経周期が確立している女性であれば，月経開始5日以内に服用を開始することで，服用開始周期より避妊効果を発揮する[4]．それより遅れて開始した場合でも，現在妊娠していないことが確実ならば，服用開始から7日間は他の避妊法を併用すれば，開始してよい[2]．毎日できるだけ同じ時刻に服用するようにし，服用時刻が大幅にずれたり服用忘れがあれば，不正性器出血の出現や避妊効果の低下につながることを説明する．**表5に服薬忘れについての対応を示す**[4]．

表5　低用量ピルの服薬忘れへの対応

「低用量ピル飲み忘れ」の状況	低用量ピル使用に対する指導
実薬1～2錠飲み忘れた場合，あるいは1～2日飲み始めるのが遅れた場合	できる限り速やかに1錠の実薬を服用し，その後1日に1錠の低用量ピルを服用し続ける．他の避妊法を用いる必要はない．
実薬を3錠以上飲み忘れた場合，あるいは飲み始めるのが3日以上遅れた場合	できる限り速やかに1錠の実薬を服用し，その後1日に1錠の低用量ピルを服用し続ける．続く7日間実薬を7錠服用するまでの間，コンドームを併用するか，性交を控える． 1週目に飲み忘れ，コンドームなどの避妊が行われずに性交が行われた場合には，緊急避妊を行う必要がある．緊急避妊については，担当医師によく指導を受ける． 3週目に飲み忘れた場合には，実薬は最後まで飲み終える．休薬（偽薬の服用）をしないで，次のシートを開始する．
偽薬を飲み忘れた場合	飲み忘れた偽薬を捨てて，1日1錠のみ続ける．

表6　服用を中止すべき症状または状態

服用を中止すべき症状または状態	疑われる疾患
1）片側または両側の下肢（とくに"ふくらはぎ"）の痛みと浮腫	下肢深部静脈血栓症
2）胸痛，胸内苦悶，左腕，頸部などの激痛	心筋梗塞
3）突然の激しい頭痛，持続性の頭痛（片頭痛），失神，片麻痺，言語のもつれ，意識障害	出血性・血栓性脳卒中
4）呼吸困難（突然の息切れ），胸痛，喀血	肺塞栓
5）視野の消失，眼瞼下垂，二重視，乳頭浮腫	網膜動脈血栓症
6）黄疸の出現，瘙痒感，疲労，食欲不振	うっ滞性黄疸，肝障害
7）長期の悪心，嘔吐	ホルモン依存性副作用，消化器系疾患
8）原因不明の異常性器出血	性器がん
9）肝臓の腫大，疼痛	肝腫瘍
10）体を動かせない状態，顕著な血圧上昇がみられた場合など	静脈血栓症への注意

　7日間の休薬あるいは偽薬の服用中に消退出血を認めない場合でも，次のシートを通常どおりに開始し，2周期続けて消退出血のない場合は，担当医に相談するように指導する．

　低用量ピルの服用を中止すべき症状または状態，およびそれによって疑われる疾患を表6に示す[2]．悪性腫瘍を疑う所見と，低用量ピルによってリスクが上昇する可能性のある心血管系の血栓塞栓症を疑う所見が主なものである[4]．これらが出現した場合には，適切な処置および対応を行うと同時に，必要に応じて服薬中止を検討する．

　低用量ピルを初めて処方する場合，対象女性の背景によって，どのくらいのシートを処方するかは医師の判断による．静脈血栓塞栓症などの重大な合併症は服用を開始した比較的早期に出現しや

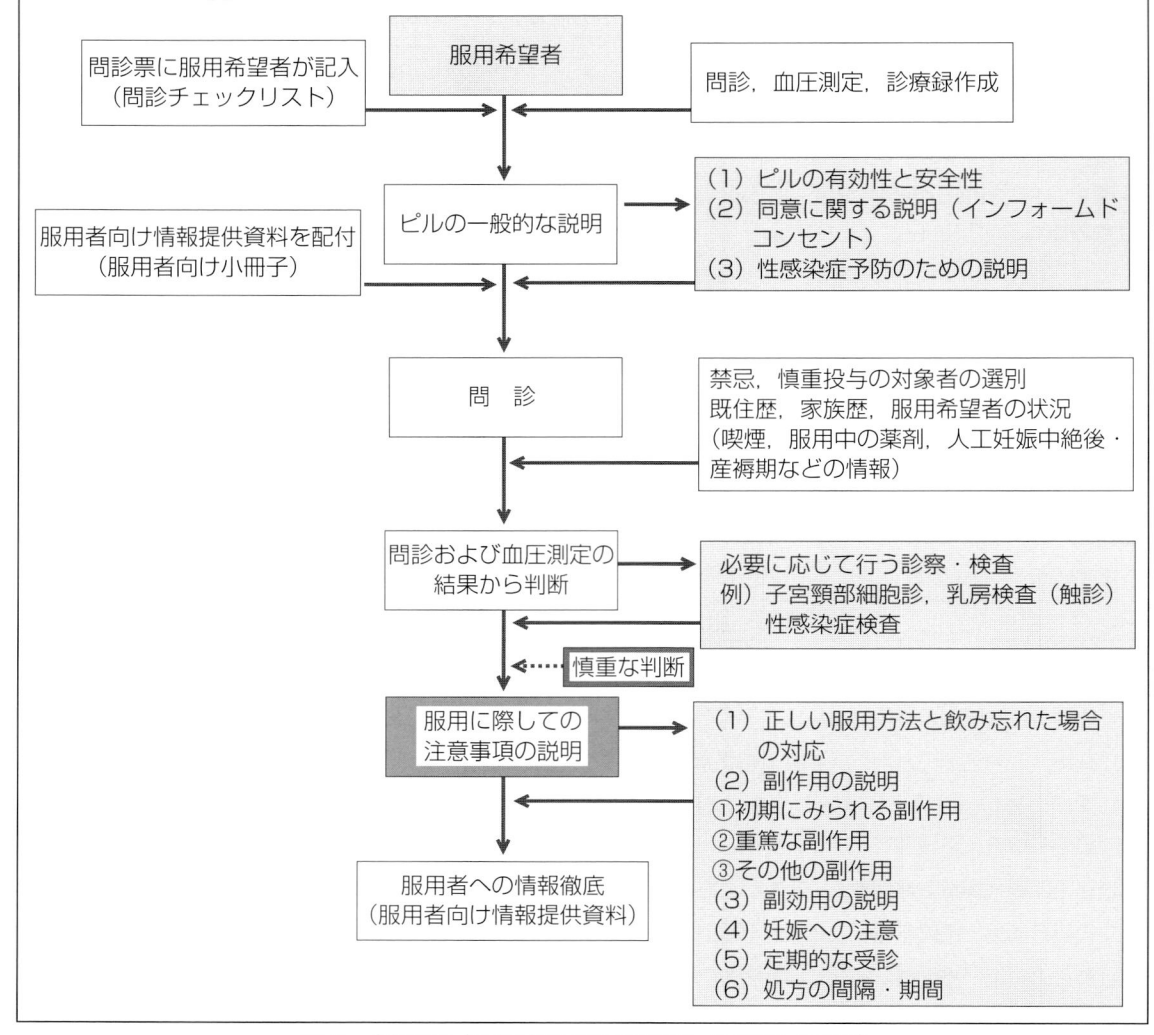

図1 低用量ピル処方の手順の概略（初回処方時）[2]

すいことから，2シートくらいを処方して，早期に服薬状況や身体の変化のチェックを行うことで，安全性が高まると考えられる[4]．

平成17年（2005年）に日本産科婦人科学会などが発表した「低用量経口避妊薬の使用に関するガイドライン（改訂版）[2]」に処方時の注意が記載されている．初回処方時の手順を図1に示す．このガイドラインによれば，ピルの処方に際してまず問診，血圧測定，体重測定が必須となっており，以降は1か月後，3か月後，6か月後，1年後そして1年ごとに繰り返して行うことを推奨している．また，血栓症のリスクが高いときには血液凝固系検査を，そして子宮頸部細胞診，性感染症検査，乳房検診を希望に応じて行うとしている．必須の項目を絞り込むことにより，ピルをより使用しやすく工夫しているといえる[5]．

問診には「OC初回処方時問診チェックシート（表7）[2]」の利用が効果的である．13の質問項目すべてが「いいえ」だった場合には，「あなたはピル服用でのリスクはほとんどないでしょう」

表7　OC初回処方時問診チェックシート[2]

	OC服用経験	有・無
1. 妊娠中または妊娠している可能性がありますか.	はい	いいえ
2. 現在授乳中ですか.	はい	いいえ
3. 喫煙しますか. はい（喫煙する）とお答えの方にお尋ねします.	はい 喫煙年数 喫煙本数	いいえ （　　）年 1日（　　）本
4. 高血圧と言われたことがありますか.	はい	いいえ
5. 血栓性静脈炎，肺塞栓症，脳血管障害，冠動脈疾患，心臓弁膜症などの心血管系疾患またはその既往がありますか.	はい	いいえ
6. 過去2週間以内に大きな手術を受けましたか．または今後4週間以内に手術の予定がありますか.	はい	いいえ
7. 脂質代謝異常（高脂血症等）と言われたことがありますか.	はい	いいえ
8. 激しい頭痛や片頭痛があったり，目がかすむことがありますか.	はい	いいえ
9. 不正性器出血がありますか.	はい	いいえ
10. 乳癌や子宮癌と診断されたことはありますか.	はい	いいえ
11. 糖尿病と言われたことがありますか.	はい	いいえ
12. 胆道疾患や肝障害と診断されたことはありますか.	はい	いいえ
13. 現在服用中の薬剤やサプリメントがありますか. はいとお答えの方は（　　）内に記入してください.	はい （	いいえ 　　　　　）

と説明できる．最も「はい」とチェックされる可能性の高い項目が喫煙と頭痛であるが，喫煙に関しては年齢と本数を十分に考慮して服用の適否を判断すべきである[1]．

[2] 緊急避妊

　妊娠を望まない女性が，避妊を行わなかった，避妊に失敗した，性交を強要されたなど，妊娠に対して無防備な状況で性交渉に及んだ後に，妊娠の危険性を減少させる手段が緊急避妊法（emergency contraception；EC）である．このような女性から相談を受けた場合に，臨床医はECの実施方法，妊娠阻止効果，有害事象などを説明し，希望に応じてECを行うことができる[5]．ただし，ECを行うにあたっては，対象女性が妊娠している状況にないことが条件であり，この点に関しては十分に配慮する必要がある．

　ECとしてわが国で最も一般的に行われていた方法は，無防備な性交後72時間以内に中用量ピルであるプラノバール®錠を2錠服用し，その12時間後に同薬剤を再度2錠服用するというヤッペ法であった[1,5]が，世界標準であるレボノルゲストレル単独のノルレボ®錠が2011年5月から使用可能となった[1]．これに先立ち，日本産科婦人科学会から「緊急避妊法の適正使用に関する指

表8 ヤツペ法とレボノルゲストレル法の比較[1]

	ヤツペ法	レボノルゲストレル法
使用薬剤の成分	ノルゲストレルとエチニルエストラジオールの配合剤	レボノルゲストレル単独
販売名	プラノバール®錠	ノルレボ®錠
性交後服用までの時間	72時間以内	72時間以内 120時間以内でも有効との報告もあり
服用方法	初回2錠 12時間後に2錠	2錠1回のみ
副作用	悪心・嘔吐の率が高い	ほとんど認めず
妊娠率	3.2%	1.1%
妊娠阻止率	57%	85%
性犯罪被害者救済	公費助成あり	公費助成あり
費用（保険適用外）	1,000〜10,000円	10,000〜20,000円

針」[3]が出された．

　ヤツペ法とレボノルゲストレル法との比較を表8[1]に示す．プラノバール®錠は薬価が決められている薬剤であるため，緊急避妊ピル（ECP）として必要な4錠の薬価合計は60円弱であるが，ノルレボ®錠はECPとしてのみ承認されているため薬価はなく，納入価は2錠で10,000円前後とされている．ECP処方に際しては丁寧な問診，薬剤の説明，時に婦人科的診察なども必要とされるため，表8に示すように患者負担となっている．

　ECは施行までの時間に制約があるが，必ずしも性交直後に施行する必要はない．夜間救急に訪れるEC希望者の中には，翌日の診療時間内に来院させても差し支えない事例が多く含まれている．夜間救急におけるECは，医療機関の実情に合わせて臨機応変に対応していけばよいと考えられる[5]．

　ECPを希望して受診した女性は中絶手術を受けざるを得ない女性の場合と同様に，最も避妊を真剣に考えているときであり，ピルの役割を最も理解できる状況にある．その気持ちを大切にして，このような状況は決して今回だけのことではないこと，数日後，数週間後にまた同じ状況になる可能性があること，しかも，今回はコンドームが破損したことなどで受診したが，実は中絶手術を受ける女性の4人に1人がコンドーム避妊の可能性があることなどを丁寧に説明し，最も確実な避妊法であり，なおかつ女性自らが選択できるOCをぜひこの機会に選択してほしいことを熱く思いを込めて語ることが，ECP希望で受診した女性の気持ちを大きくOC側に導くことにつながる[1]．

　緊急避妊法選択のアルゴリズム（図2）[3]にも，最終的には「OCなどの確実な避妊法の選択を勧める」と記されている．ECPを処方するすべての医師はこの指針を熟読し，ECが適正に行われるようにすべきである．

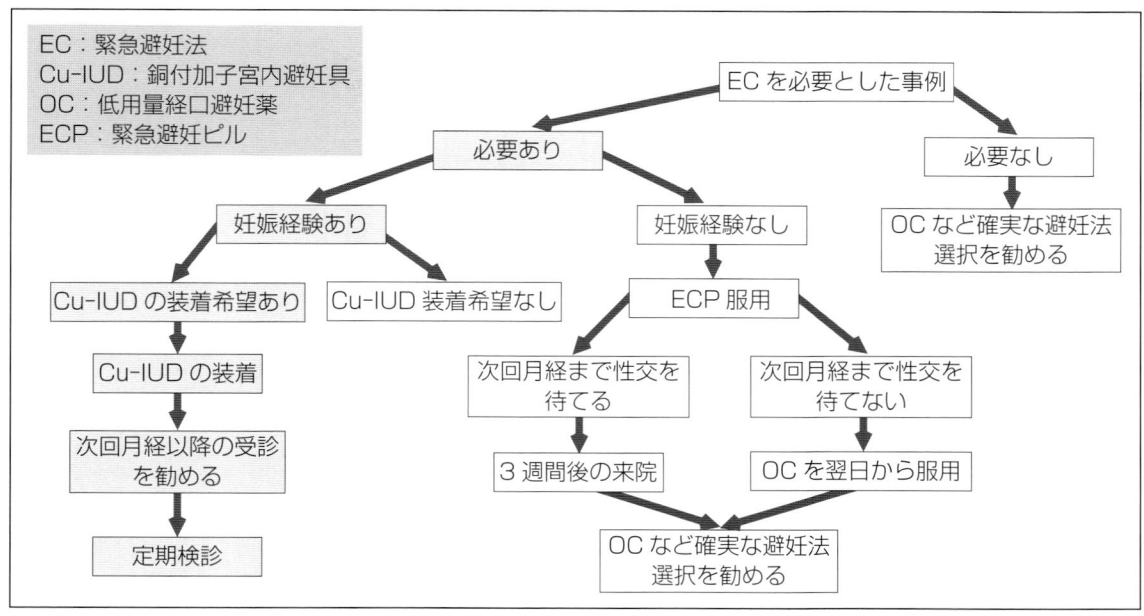

図2 緊急避妊法選択のアルゴリズム[3]

●文 献
1) 蓮尾 豊. 経口避妊薬・緊急避妊薬のリスク・ベネフィット. 産科と婦人科 2012：増刊号, 321-327.
2) 日本産科婦人科学会編.「低用量経口避妊薬の使用に関するガイドライン（改訂版）」, http://www.jsog.or.jp/kaiin/pdf/guideline01feb2006.pdf
3) 日本産科婦人科学会編.「緊急避妊法の適正使用に関する指針」, http://www.jsog.or.jp/news/pdf/guiding-principle.pdf
4) 安達知子. 低用量経口避妊薬服用女性で気をつけること. 武谷雄二編, 女性を診る際に役立つ知識, 新興医学出版社, 2012; pp214-222.
5) 日本産科婦人科学会・日本産婦人科医会編. 産婦人科診療ガイドライン―婦人科外来編2011, 2011; pp126-133.

〈岩手県立宮古病院産婦人科　千田　英之〉

【3】小児・思春期婦人科

> **Key Points**
> 1）思春期の少女に多い月経異常などの訴えに対しては，内診台上での婦人科的診察をせずに，適切な診断を下し治療を行うことができることが多い．
> 2）思春期婦人科診療で取り扱う主な疾患には，早発思春期，遅発月経，原発性無月経，続発性無月経，機能性子宮出血，月経困難症，月経前症候群，腟炎・外陰炎などがあり，月経異常が圧倒的に多い．

[1] 総　論

1. 思春期とは

思春期とは，小児期と成熟期の移行期であり，「第2次性徴出現にはじまり，初経を経て第2次性徴の完成と月経周期がほぼ順調になるまで」をいう．日本産科婦人科学会の定義では，その期間は8～9歳ころから17～18歳ころまでとされている[1]．

2. 思春期患者の特徴

身体的にも精神的にも発達途上にある思春期の医療には，大人に対するそれとは異なった対応が必要となる．とくに婦人科領域では，性器や性機能が発達途上であることにより，月経異常や機能性子宮出血などが頻発する．正常の発達経過に起こってくる変化を異常と考えて，本人や母親が悩むこともある．また，思春期の少女はとくに羞恥心が強く，性器の診察に対して強い心理的な抵抗をもつ．前もって十分に説明し納得させないで婦人科的診察を強行したりすると，精神的苦痛を与え，将来の性生活に心理的障害を残す可能性も考えなければならない．年齢に応じ，身体や精神の発達に応じた特別な扱い方が必要である．

3. 思春期婦人科診療の実際

思春期の少女に多い月経異常や異常出血あるいは月経痛などの訴えに対しては，必ずしも内診台上で婦人科的診察を必要とせず，詳細な問診，全身的診察，血中ホルモン基礎値測定，試験的ホル

モン剤投与，基礎体温の測定などによって診断を下し，適切な治療を行うことができることが多い．しかし，どうしても婦人科的診察が必要と考えられる場合には，診察が必要なこと，その方法などを患者によく説明し，十分納得させてから診察する．

1) 問　診

思春期の少女の場合，婦人科的訴えで受診すること自体かなり勇気のいることであるから，診察にあたっては，まず患者本人の不安をなくして緊張をやわらげ，よく話を聞いて，些細なことでも受け入れることから診療が始まる．患者の求めているものを的確につかむためには，患者の信頼を獲得しなければならない．それには決して急がず時間をかけて問診することが必要である．また，医師や看護師が，患者のプライバシーを堅く守るという姿勢を明らかにすることが大切である．

年長の少女では，自分から進んで婦人科的訴えについてよく説明できる場合が多いが，付き添ってきた母親がもっぱら話をする場合がある．ときには患者本人の訴えが母親の訴えと全く違っていることがある．また，性経験の有無やそれにかかわることについては，母親の前では本当のことがいえない場合もある．そういう場合には，患者本人をひとりにしてもう一度尋ねてみるほうがよい．

2) 全身の診察

まず全身の発育状態，表情を観察する．ついで普通の診察台にあおむけに寝かせて，腹部の視診，触診を行い，腹部腫瘤，圧痛の有無などを調べ，胸部の聴診も行う．その際に，乳房の発育の程度も確認できる．必要に応じて，経腹超音波検査を行う．その際，陰毛の発達の程度も確認できる．このような診察の間，なるべく絶えず話しかけるようにして，医師と患者の信頼関係を築いていくように努める．

3) 婦人科的診察

上記の問診と全身の診察，あるいはそれに加えて，血液検査とその後の経過観察で診断できることが多く，そういう場合には婦人科的診察は必要ではない．しかし，帯下感や外陰部瘙痒感が主訴である場合，外陰部の奇形や腫瘤の疑い，あるいはホルモン剤を投与しても止めることのできない出血などの訴えのある場合は婦人科的診察が必要となる．

婦人科的診察を行う場合でも，外陰部の視診だけで患者の訴えを解決できる十分な所見を得ることができる場合も多い．内診が必要な場合も，直腸・腹壁双合診で所見を得ることが可能である．また経腟超音波のプローブを経直腸的に用いて検査することが可能で，それらにより多くの情報が得られる．年少の少女では，内診台ではなく，通常の診察台で仰臥位や肘膝位をとらせ，外陰部を観察する．10歳以上の少女では，内診台上で診察できる場合が多いが，この場合には，このような診察が必要であることを話してよく納得させ，また，必ず看護師が付き添って，十分に安心させながら適切な体位をとらせるようにすることが必要である．もちろん，下腹部腫瘤の存在や内性器の形態異常が疑われるときなど，CTスキャンやMRIのほうが婦人科的診察より多くの情報が得

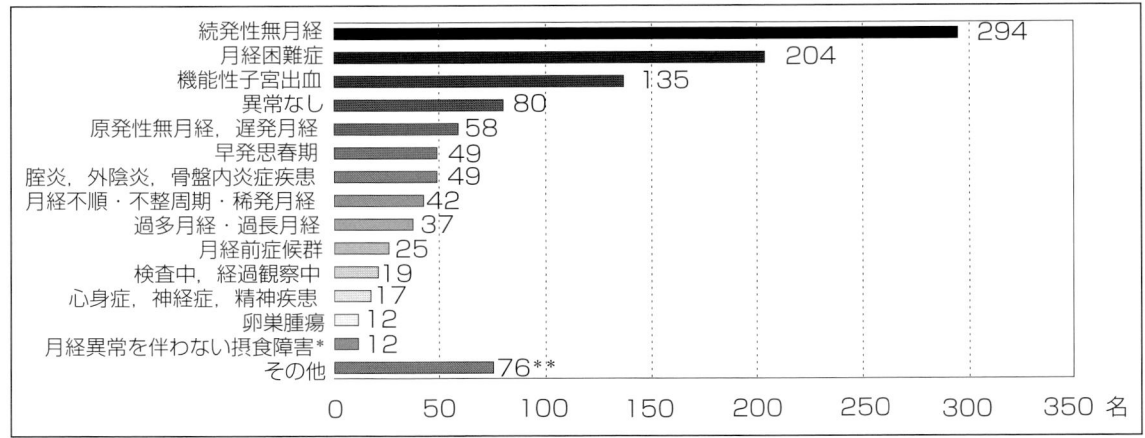

*「月経異常を伴わない摂食障害」は初経前を含む
**その他（76名）の内容：不登校・保健室登校，小陰唇癒着症（各9名），腟・外陰部外傷，消化器疾患（各6名），妊娠，腟外陰部奇形（各5名），排卵痛（4名），多嚢胞性卵巣，月経モリミナ，先天性副腎皮質過形成，緊急避妊ピル希望，乳輪部湿疹，内科疾患（各2名），その他（各1名ずつ20名）

図1　思春期外来受診者の臨床診断
（自治医科大学附属病院産婦人科思春期外来，2000年1月〜2009年12月，総患者数1,039名）

られる場合もあり，そのようなときはそれらを優先する．

どうしても腟内を見る必要がある場合は，腟の発達段階に応じて種々の腟鏡が用いられる．年少児では，耳鼻咽喉科で使う鼻鏡で代用することができる．性交経験のある少女では小型のクスコ腟鏡を使用することができる．

[2] 各　論

自治医科大学産婦人科思春期外来通院患者の臨床診断とその患者数を図1に示す．その中では月経異常が全体の約76％と圧倒的に多い．思春期婦人科診療で取り扱う主な疾患には，早発思春期，遅発月経，原発性無月経，続発性無月経，機能性子宮出血，月経困難症，月経前症候群，腟炎・外陰炎などがある．また一般医が意外と頻回に遭遇する疾患に幼児の小陰唇癒着症がある．本項では，他項で解説される月経前症候群，腟炎・外陰炎を除き，小児・思春期におけるそれらの疾患ついて概説する．

1．早発思春期

7歳未満での乳房発育，9歳未満での陰毛発生，10歳未満での初経発来のいずれかが認められれば早発思春期と定義される[1]．下垂体からのゴナドトロピン分泌増加の結果引き起こされる特発性がほとんどであるが，脳腫瘍などによるゴナドトロピン早期分泌開始，卵巣または副腎からの性ステロイドの早期分泌増加によって起こる場合もある．

【3】小児・思春期婦人科

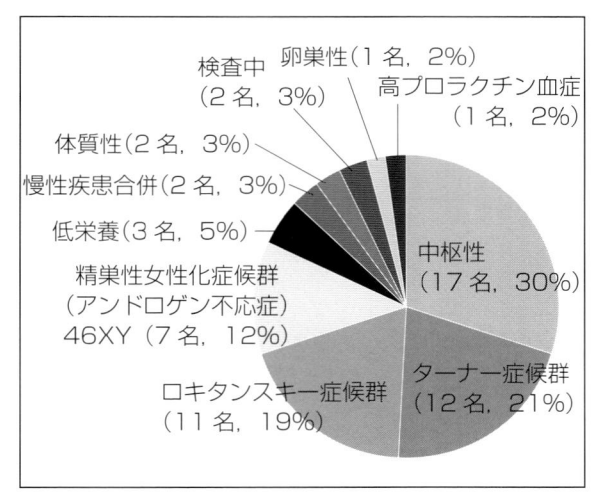

図2 原発性無月経・遅発月経（58名）の原因
（自治医科大学附属病院産婦人科思春期外来，2000年1月～2009年12月，総患者数1,039名）

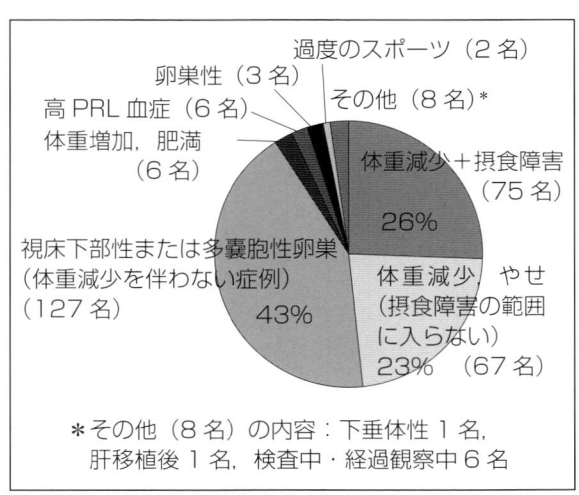

図3 続発性無月経（294名）の原因
（自治医科大学附属病院産婦人科思春期外来，2000年1月～2009年12月，総患者数1,039名）

＊その他（8名）の内容：下垂体性1名，肝移植後1名，検査中・経過観察中6名

　早発思春期で問題となるのは主に「①思春期が早期に開始したことが潜在する病変の発現症状である可能性がある．②本人に心理的，社会的な問題を引き起こす可能性がある．③急激な身長増加をみるが，骨成熟が進むため早期に骨端線が閉鎖して，最終的には低身長となる．」の3点である．原因検索が最も重要である．しかし，原因が特定される場合は少なく，多くは特発性で，その治療には，GnRHアナログ療法が主に用いられ，思春期発来が適当と考えられる時期まで継続する．

処方例

リュープリン注®（1.88 mg）1回1バイアル，4週ごとに皮下注

患者説明のポイント

・GnRHアナログ療法中はほぼ確実に月経を停止させることはできるが，患者の骨年齢によっては，最終身長を伸ばす効果は不確実である．

2．無月経

　原発性無月経は「満18歳になっても初経が起こらないもの」，遅発月経は「15歳以上で初経が発来したもの」と定義される[1]．15歳になっても初経が発来しない場合には原発性無月経に至る可能性を考えて検査を開始すべきである．続発性無月経は「これまであった月経が3か月以上停止したもの」と定義される[1]．

　原発性無月経では，性腺形成異常や子宮・腟の発生異常が多くを占め（図2），原因検索が重要である．性腺形成異常では，カウフマン療法による性ステロイド補充を行い，低エストロゲン状態が長期間続くことによる骨粗鬆症の予防し，性器・乳房の発育を促す．子宮の存在する症例では，それにより周期的に消退出血を起こすことが可能である．

続発性無月経でも原因検索が重要である（図3）．思春期であっても，妊娠の可能性は常に念頭に入れておく．体重減少など明らかな原因が認められれば，まずその改善に努める．エストロゲンの分泌が比較的保たれている視床下部性第1度無月経ではホルムストローム療法で，エストロゲンとプロゲステロンの両者の分泌に異常がある視床下部性第2度無月経ではカウフマン療法で消退出血を起こし，それを3周期続けた後，3か月休薬し，視床下部・下垂体の抑制をとり，排卵周期が回復したか否かをみる．回復しなければ同様の治療を繰り返す，というのが一般的な治療法のひとつである．

思春期の続発性無月経の場合，成長過程に伴う一過性の場合が多く，また，妊娠することが目的ではないため，排卵誘発は必要ではない．

処方例

①**カウフマン療法**：性腺形成異常による原発性無月経，視床下部性第2度無月経
　プレマリン錠®（0.625 mg）　1錠　分1　21日間
　ヒスロン錠®（5 mg）　1錠　分1　10日間　プレマリン投与開始後12日目より10日間併用
　次周期のプレマリンは消退出血開始5日目より投与

②**ホルムストローム療法**：視床下部性第1度無月経
　ヒスロン錠®（5 mg）　2錠　分2　7日間
　次周期は消退出血開始後21日目より投与

③**高プロラクチン血症**では下垂体腫瘍を除外し薬物投与
　カバサール錠®（0.25 mg）　1〜3錠　1週1回

3．機能性子宮出血

初経から排卵周期が確立するまでの数年間では，稀発月経，頻発月経，過長月経，過多月経などの異常を訴えることが多く，出血が続けば鉄欠乏性貧血を来すことがある．思春期における不正出血のほとんどは，無排卵周期に伴う破綻出血であり，機能性出血である．

稀発月経，頻発月経，過長月経，過多月経などの月経異常が思春期女性のQOL（quality of life，学校生活，試験，運動など）に与える影響を考慮したうえで，周期の調節を目的として治療する．エストロゲンとプロゲステロンを同時に7〜10日間内服し（合剤，あるいは両者併用），止血する．内服終了後に消退出血が起こる．その後，2〜3周期はカウフマン療法で確実に止血し消退出血を発来させて，不正出血を防止し，貧血の改善を図る．

処方例

　①の後，②を2〜3周期．鉄欠乏性貧血が認められた場合は鉄剤を併用．
①プラノバール錠®　1錠　分1　7〜10日間
②カウフマン療法（前述）

4. 月経困難症

月経期間中に月経に随伴して起こる病的症状を月経困難症という[1]．原因となる器質的疾患がない機能性（原発性）月経困難症と子宮内膜症，子宮筋腫，骨盤内炎症，子宮・腟の奇形などの器質的疾患が原因となっている器質性（続発性）月経困難症に分類される．思春期における月経困難症のほとんどは機能性であるが，まれに子宮・腟の奇形（重複子宮＋重複腟＋片側腟閉鎖など）が存在するので注意を要する．

症状は，下腹部痛，腰痛，腹部膨満感，嘔気，頭痛などの身体症状，いらいら，憂鬱などの精神症状と多彩である．月経1〜2日目に症状が強く，それ以降軽快する場合は機能性が多く，それ以降に症状が増悪する場合は器質性の可能性を念頭に置く必要がある．初診時に，経腹超音波検査で子宮・腟奇形などの原因となる疾患がないことを確認する．必要があれば，MRIを行う．

機能性月経困難症の薬物治療の第一選択はNSAIDsを中心とした鎮痛薬で，多くの場合これで症状が軽快するが，改善しなければ第二選択として低用量エストロゲン・プロゲスチン配合薬を用いる．緊急時はNSAIDs坐剤が有効であることが多い．

処方例

①鎮痛薬

　ポンタール®（250 mg）　6カプセル　分3　月経期間中疼痛時

　ボルタレン錠®（25 mg）　3錠　分3　月経期間中疼痛時

　緊急時：ボルタレン坐剤®（25 mg）　肛門へ挿入

②低用量エストロゲン・プロゲスチン配合薬

　ヤーズ配合錠®　1錠×28日が1シート（実薬24錠，プラセボ4錠）

　ルナベル配合錠®　1錠×21日が1シート　7日間休薬

　いずれも月経開始3日以内から服用開始

5. 小陰唇癒着症

左右の小陰唇が部分的あるいは小孔を残して全体的に癒着し，腟前庭部を覆う疾患（図4a）で，幼小児期においては比較的よく遭遇する病態である．出生時に女児9,070例を観察したが本症は0，小児外科外来で観察した女児1,970例中35例（1.8％）に本症があり，13〜23か月が最も多く3.3％，5歳以上には発見できなかったとの報告がある[2]．本邦では，母親が見つけたり，小児科医が健診時などに発見し婦人科に紹介されたりして受診することが多い．その際，外陰部の重大な奇形（腟欠損症など）と誤って認識される場合がある．その多くは，乳児期から幼児期にかけての低エストロゲン環境下において，おむつ内を不潔にすることなどによって生じた炎症などの2次的要因が加わって，左右の小陰唇が癒着して起こるものと考えられている．無症状の場合が多いが，尿線の異常，排尿障害，外陰炎，尿路感染による排尿時痛や不快感を訴えることもある．

治療法には，癒着剥離術，切開術，エストロゲン局所療法がある．癒着剥離術には，用手的な方

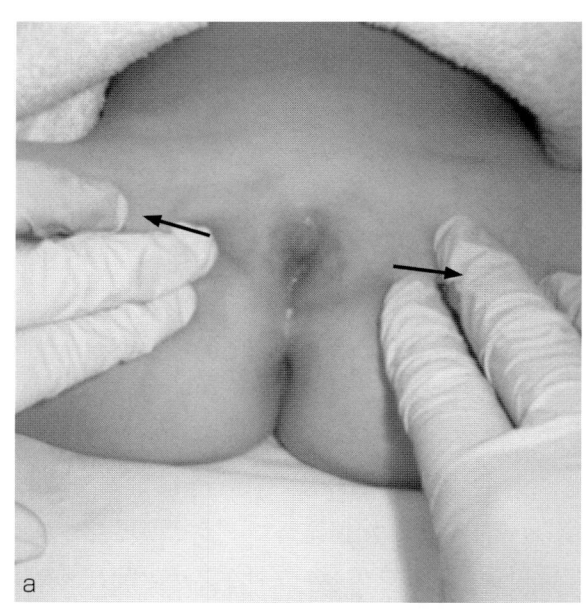

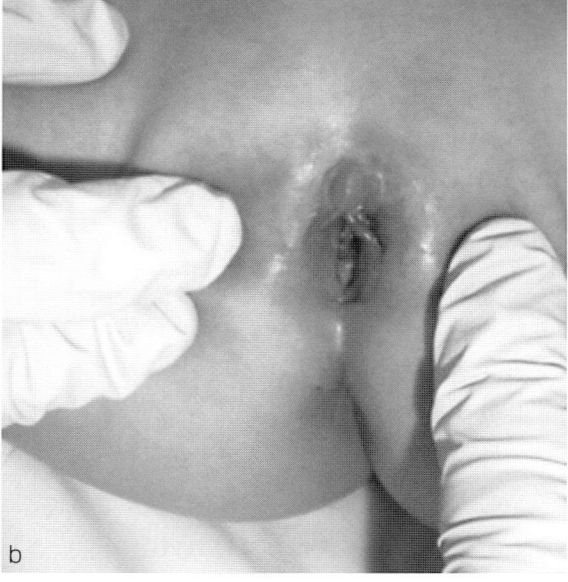

図4 小陰唇癒着症
a. **用手的癒着剥離術前**：左右の小陰唇が小孔を残して全体的に癒着し，腟前庭部を覆っている．矢印は，用手的癒着剥離術の方向を示す．
b. **用手的癒着剥離術後**：正常な腟口と外尿道口が確認できる．

法の他に，外科ゾンデを小孔に挿入し剥離する方法がある．多くはこれらの方法で剥離が成功し，切開術を要する例は少ない．癒着剥離術後（図4b）は，再癒着を予防するために，下記3項目を母親に指示する．

①毎日入浴し，外陰部を通常の入浴用石けんを用いてよく洗うこと．
②外陰部に抗生剤含有軟膏を1日2回，約2週間塗布すること．
③外陰部を毎日観察し，再癒着時はなるべく早く来院すること．

癒着剥離術の長所は直ちに効果をみることができること，短所は再癒着の問題であるが，上記方法で予防可能である．

エストロゲン局所療法はエストロゲンを含む軟膏を1日2〜3回，2〜4週間以上塗布する方法で，短所は発赤，色素沈着などの副作用や無効例があること，そして日本国内にはエストロゲンを含む軟膏がないので各施設で調剤しなければならないことである．

●文　献
1) 日本産科婦人科学会．V．思春期に関する定義．VI．月経に関する定義，産科婦人科用語集・用語解説集，改訂新版，金原出版，2003；pp408-410.
2) Leung AKC, Robson WLM, Tay-Uyboco J. The incidence of labial fusion in children. J Pediatr Child Health 1993；29：235-236.

〈自治医科大学産科婦人科学　渡辺　尚〉

【4】妊婦健診

> **Key Points**
> 1) 一般に行われている妊婦健診は，厚生労働省通達やガイドラインをもとにほぼ全国共通である．
> 2) 妊婦健診は，異常の早期発見のほか，妊婦のマイナートラブルや不安，悩みへの対応，健康な妊娠生活のための保健指導が中心となる．
> 3) 体重増加は栄養指導のための評価項目の一つでしかなく，個人の食生活および活動性とのバランスが健全であることが重要である．
> 4) 妊婦は少しのことにも不安を感じているので，そのことを理解して対応する姿勢が大切である．

　産婦人科医以外の医師にとって，日常のこととして診療できるような症状でも，こと妊婦となると，検査や治療の妊婦・胎児への配慮がよくわからない，気が重いと思ってしまうことが多いのではないだろうか．

　そのような他科医が妊婦健診を担当した場合の手助けとなるよう，健診の項目で何が重要で何がそうでないのか，あるいは妊婦健診の場で日常的に耳にする妊婦特有の身体症状や相談など，教科書にはのっていなくとも実地臨床で役立ちそうなことを中心に述べることで，今回与えられたテーマ「妊婦健診」に対する責に代えたい．

　本シリーズの趣旨に鑑み，多方面からの批判を恐れずに，実用を目指し記述することとする．

　本稿では，「とくにリスクのない，経過が正常な単胎妊婦の健診」という前提でお読みいただきたい．

[1] 標準的な妊婦定期健康診査 (妊婦健診)[1] (図1, 表1)

　健康診査（健診）であって，検診ではない．心身ともに健康な妊娠期間を過ごし，無事な出産を迎えることを目的に，正常経過の確認と異常の早期発見，マイナートラブルや不安，悩みへの対応，保健指導が妊婦健診の中心となる．

　現在各地で行われている妊婦健診の回数，実施検査などは，厚生労働省通達を基本としている．また少子化対策として，各自治体にその健診料，検査費用の公費負担を求めているが，それぞれの財政事情により，各自治体間で補助に差がある．

　健診の結果，異常が疑われた場合，必要に応じ産婦人科医にコンサルトするとよい．

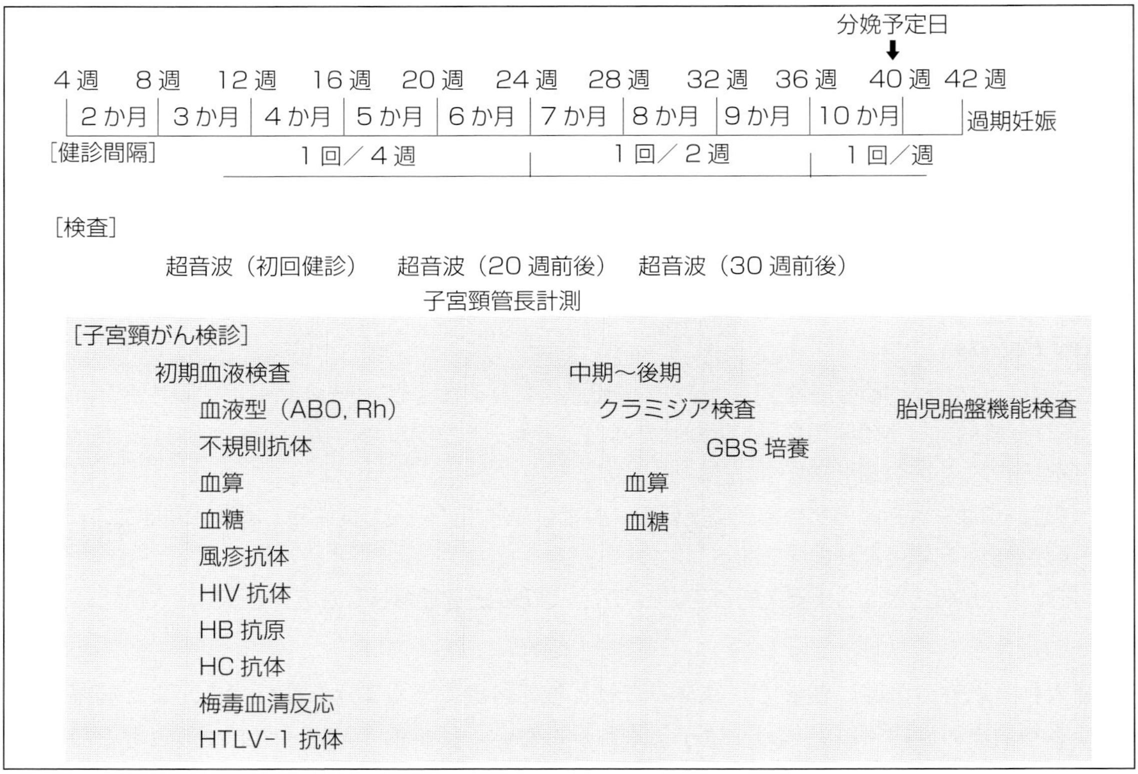

```
                                                    分娩予定日
                                                       ↓
    4週  8週  12週  16週  20週  24週  28週  32週  36週  40週  42週
      │2か月│3か月│4か月│5か月│6か月│7か月│8か月│9か月│10か月│     過期妊娠
    [健診間隔]        1回／4週              1回／2週      1回／週

    [検査]
              超音波（初回健診）    超音波（20週前後）   超音波（30週前後）
                            子宮頸管長計測
    [子宮頸がん検診]
              初期血液検査                    中期～後期
                血液型（ABO, Rh）              クラミジア検査         胎児胎盤機能検査
                不規則抗体                      GBS培養
                血算                           血算
                血糖                           血糖
                風疹抗体
                HIV抗体
                HB抗原
                HC抗体
                梅毒血清反応
                HTLV-1抗体
```

図1　一般的な妊婦健診―健診間隔，健診時検査

表1　妊婦健診の際，毎回行われる検査，計測

子宮底長	腹囲	体重	血圧	浮腫	尿蛋白	尿糖	児心拍確認

1．妊婦健診の間隔

　初期から妊娠23週までは4週間に1回，24週から35週までは2週間に1回，36週から分娩までは週1回である．初回が8週ころとした場合，健診回数は14回前後となる．

2．妊婦健診で毎回行われる検査，計測

1）子宮底長計測，腹囲計測

　妊娠週数に応じ子宮が大きくなってきているかの計測であり，以前は胎児発育や羊水量異常を推測する意味合いがあったが，計測値の精度があまりにも悪いことと，妊婦健診のベッド脇にエコーが備えられていることが当たり前に近い現在では，大きな意味を持たない．一見して大きな（小さな）お腹と感じたら，パッとエコーを当てるだけで胎児発育や羊水量を容易に知り得る．
　ガイドライン[1]策定の際もその必要性に疑問が出され，子宮底長は意味を持ち得るが，腹囲計測は有用性のエビデンスが少ないため推奨からはずれた．

【4】妊婦健診

実際に，筆者も，日常の妊婦健診の場面でこの項目に触れることもなく，その値で以後の診療が影響を受けることもない．

2) 体　重

これによって誤った指導がなされていることの多い項目である．それは，厚生労働省，日本産科婦人科学会，日本肥満学会などが，異なった基準で，異なった目的のために，異なった増加量を推奨していることによるし，また，その推奨の目的を異常や疾患の予防としていることから，体重の増えすぎは悪い結果をもたらす，と一般に広く受け取られ，過度の体重管理が行われてしまっていることにもよる．

非妊時であるなら体重は肥満度を表しているであろうし，その変動は大まかには食事の量や質を表していよう．しかしそれとても，自己の体重管理をしたことのある方は経験があるだろうが，週単位での1〜2kgくらいの変動は，過食あるいはダイエットに走っていなくても日常的にある．ましてや妊婦である．妊婦の体重増加は，胎児体重，羊水量，胎盤重量，増大子宮，循環血液量の増加，来るべき出産・授乳に備えての乳房増大や脂肪蓄積，妊娠に伴う浮腫，それに着衣などの総和である．その増加は，必ずしも過食による肥満とは限らない．

妊娠中の体重過増加による異常として，妊娠高血圧症候群，妊娠糖尿病，難産，巨大児，帝王切開の増加などがあげられることが多い．確かに集団で考えた場合，基準値を超えて体重が増加した群には，健全な食生活でも他の要因で体重が増加した多くの健常妊婦と，過食による肥満傾向者がある割合ずつ含まれてくるであろうし，そうした場合，妊娠糖尿病や巨大児による難産などが，その群中で増加することは納得できそうである．しかし，それはあくまで母集団を体重増加量で群分けし，統計を取った場合の傾向に過ぎない．問題は，目の前にいる個としての妊婦が肥満による体重増加か否かであり，その理由が不適正な食生活かどうかであろう．

よく，「前回から今回の妊婦健診まで◯◯キロ体重が増えたから，食事の量を控えましょう」と指導をしている場面を目にするが（厚生労働省が出しているパンフレットにも，あるいは母子手帳の中でさえ，そのように記載されている），正しいとはとても思われない．推奨されている体重増加量は非妊時から分娩までの総和であるし，2〜4週の健診間隔における増加量が過食・肥満を示しているとも限らず，適正な妊娠生活を送っていても1〜2kgくらいの増減は日常変動の範囲内でもあろう．そのような指導では，今回は「ダイエット」，次回は「もっとたくさん栄養を摂取しましょう」，その次は「ダイエット」と，健診ごとに一貫しない指導に陥ってしまう．**必要なことは，体重増加を切り口に，食生活が健全で妊娠中の活動性とのバランスが取れているかの確認，指導であり，健康な妊娠生活の援助である．**

付け加えるが，妊娠前のやせ・肥満と異常の増加の関連性は各種報告されているが，妊娠中の体重増加量と異常増加の関連性はエビデンスが乏しい．妊娠高血圧症候群（pregnancy induced hypertension；PIH）であっても，日本妊娠高血圧学会によるガイドライン（2009年)[2]の中で「至適体重増加を超えると，PIHを発症しやすくなる」とされているが，非妊時の肥満と発症率の関連は一貫して認められている一方，その解説文にも，あるいは2011年の同学会におけるシンポ

ジウムにおいても，日本人における妊娠中の体重増加とは明らかな関連が見いだされてはおらず，結論が出ていない．

　妊娠中の体重増加と異常の関連性でさえエビデンスが乏しいのに，ましてや食事・体重管理の介入が異常を減少させたとする良質なエビデンスはない．逆に，妊娠前にBMI（body mass index, 肥満指数）が高かった女性に対し，妊娠中摂食指導を行った群と行わなかった群で，出生児体重（巨大児の頻度）に差がなかったという報告さえ最近あった．

　もう一つ．食糧事情が良好な先進国において，諸外国では出生児の体重が徐々に増加しているのに対し，日本ではここ十数年ほど減少に転じている．若い女性のダイエット志向が大きな理由とされているが，妊娠中の標準以上の体重増加を悪とする風潮と体重の管理，意味のない指導も一つの要因ではないかと危惧される．「胎内における不良な栄養環境と，その子の成長後の肥満，耐糖能異常や高血圧などの生活習慣病とが関連している」とする疫学的研究が数多く報告されるようになり，今後はその点も心配である．

　繰り返す．体重の測定とそれに引き続く指導は，体重管理が目標ではない．不健全な食生活による肥満やダイエットによるやせ，そして，それによってもたらされる異常増加の予防が目標であり，その指標の一つが体重なのである．適正な食事と日常生活の活動性とのバランスが大切であり，それがなされての結果ならば，体重増加が何キロであっても「よし」とすべきである．

3）血　圧

　最も重要な計測項目である．高値の場合には，測定方法が正しいかどうかの確認や白衣高血圧などの可能性を検討し，真の血圧上昇か否かを判断する．詳細は別項（妊娠高血圧症候群）を参照されたい．

4）浮　腫

　以前の「妊娠中毒症」の三徴，すなわち高血圧，蛋白尿，浮腫をチェックしていた名残である．妊娠中毒症が妊娠高血圧症候群へと改変された現在，浮腫は症候群の構成単位から消えている．

　妊婦健診を担当していると，過半数の妊婦がとくに妊娠後半に浮腫を呈してくることがわかる．妊娠による水分貯留傾向，生理的水血症状態による膠質浸透圧の低下，増大子宮の圧迫による下肢の静脈還流の阻害などによるもので，「妊婦はムクムもの」と認識してかまわない．欧米などでも，7割ほどの妊婦に浮腫がみられるとされ，疾患ととらえられていない．加えて，「浮腫のある妊婦のほうが周産期予後が良い」ともされている．

　単に浮腫のみで，妊娠高血圧症候群をはじめ，腎疾患や心疾患などの浮腫を来す他の疾患が考えにくい状況なら，分娩後に自然に消失するので安心するよう説明し，そのまま放置してかまわない．また，著明な浮腫で妊婦が対策を望むなら，下肢の挙上やマッサージ，弾性ストッキングなど理学的対処を説明する．

　時々，この生理的浮腫に対し減塩指導を行っている向きを見るが，もともと塩分過剰による症状ではなく，ナンセンスである．

5）尿蛋白

妊婦健診では，受診時に随時尿を用いた半定量検査が行われる．陽性となった場合，妊娠高血圧腎症（妊娠高血圧症候群）などの疾患か否かの判断には，24時間尿での定量が必要となる．ただ実際の健診では，健康な妊婦でも（±）〜（＋）を示すことは日常的にあり，そこですぐに1日定量検査に走るかどうかは，負担を考えると疑問が大きい．他の所見なども併せ考え，大きな異常が考えにくければ，次回の随時尿での結果を見てから精査の要否を判断するのが実際的であろう．

6）尿　糖

糖尿病合併妊娠，妊娠糖尿病のスクリーニングであるが，これらの pick up としては偽陽性が多い．また，現在は妊娠初期と中期に血糖検査が行われるようになり，スクリーニングとしての意義も薄れた．妊婦健診で陽性となった場合，血糖検査の結果と併せ考え，OGTT の要否を判断するのがよいであろう．

7）胎児心拍確認

健診での10秒や20秒の心音聴取は単なる胎児生存の確認にすぎないが，妊婦には大きな安心感をもたらすものである．胎児の生死を知りようもない初期ならいざ知らず，20週以降でいつも胎動を自覚している妊婦に，「いまさら……」の感もないわけではないが……．

ここで一点．胎児の心臓神経系が確立する前（とくに妊娠6か月ころまで）は，「あーっ，心拍が止まってしまいそう」と焦ってしまうほどの一過性徐脈を聴取することが時にある．病的意義はない．こちらがあわてると妊婦も不安になるので，表情には出さず，心拍数が回復したところで一言「元気ですよ」と声をかけるだけでよい．

3．適宜行われる検査

以下の検査の手技，結果の解釈などは紙幅の都合上ここでは触れないので，妊婦健診を担当する場合，詳細は成書，あるいはガイドライン[1]などを参照してほしい．

1) 超音波検査：別項（妊婦の超音波診断）を参照されたい．
2) 子宮頸がん検診：初期に行う．厚生労働省は「最低限必要な検査」との立場をとっている．
3) 初期血液検査
    ① 血液型（ABO，Rh），不規則抗体—血液型不適合妊娠や分娩時異常出血に備えて
    ② 血算
    ③ 血糖—顕性糖尿病や妊娠糖尿病のスクリーニング
    ④ 風疹抗体—先天性風疹症候群のリスクを生じる妊娠初期の感染チェック
    ⑤ HIV 抗体，HB 抗原，HC 抗体，梅毒血清反応，HTLV-1 抗体—母体管理と母子垂直感染予防
4) クラミジア検査：母体治療と産道感染予防

5）GBS（Group B streptococcus）培養：新生児の GBS 感染症予防

[2]妊娠により起こる症状，マイナートラブル

　妊娠による体の変化で，妊婦は以下のような不快な症状，マイナートラブルを来す．いずれも心配はないが，妊婦にとっては，自己あるいは胎児に異常があるのではないかと不安なものである．
　これらは病気ではなく妊娠による症状であって，多くの妊婦が同じであることを話し，安心させる．そのまま経過観察でもよいし，日常生活上の理学的指導，あるいは必要なら投薬で対処する．ただし，これらの症状は疾患から起こっている場合も当然あり得る．その点を忘れず，他の症状などから疾患が疑われる場合には，除外が必要なことは当然である．

1）下腹痛

　子宮が増大することによる牽引痛・伸展痛，外からの刺激による生理的な子宮収縮，あるいは慢性の便秘など，さまざまな要因で妊婦は下腹痛を自覚する．妊娠後半では強い胎動でも痛みを感じる．妊娠の極初期でさえ，こちらから「腹痛はありますか？」と尋ねると，まず全員といってよいほど「あります」と答えが返ってくる．それらは鈍く重い感じから，生理痛のような，チクチクした，ズキズキした，などさまざまな性状で自覚されている．
　これら妊娠に伴う生理的な下腹痛は，他の症状がなく，安静にして少し様子を見ているだけで軽快するもので，そのような場合は心配ない旨を話す．別項（下腹痛）を参照されたい．

2）腰　痛

　腰痛は妊婦の7割に出現する．重心の前方への移動，腰椎前彎の増強，妊娠性ホルモンによる関節靱帯の弛緩などが原因となっており，それらによる脊椎神経根への刺激や椎間板ヘルニアなどで，大腿外側や下肢のしびれを伴うこともある．
　正しい姿勢や腰に負担のかかりにくい動作を指導する．腰椎保護ベルトも使ってみると痛みが軽快することが意外に多い．分娩後自然に消失する．

3）お腹の張り（子宮収縮）

　便秘などでも「お腹が張る」と表現するが，その場合は慢性・持続性であって，ここであげるのは間欠的な子宮収縮である．子宮は妊娠初期から不規則に収縮をしており（Braxton-Hicks contraction），妊婦によっては早期から「お腹の張り」を訴える．妊娠が進み子宮が増大するにつれ，はっきりと自覚することが多くなるが，1日数回程度でとどまることが多い．
　ちょっと休むだけで消失するようなものは病的でなく，心配はない．切迫流早産の除外を要する場合もあるが，詳細は別項（切迫流産・早産，妊婦の腹痛）を参照してほしい．

4）こむら返り

妊娠中期以降，妊婦の約半数に起こる．腓腹筋への負担増加，下腿の循環不全，血中カルシウム低下などが原因として考えられている．

下肢を拳上してのマッサージやカルシウムの摂取を指導する．芍薬甘草湯が有効とする報告もある．

5）便　秘

プロゲステロンなどの作用による腸管の弛緩，蠕動の低下や，増大子宮による腸の圧迫により，多くの妊婦は便秘になる．

排便習慣や軽い運動などの生活指導，食事指導，必要な場合には緩下剤と，非妊時と対応は変わらない．

6）尿漏れ，頻尿

初産婦で4割，経産婦で6割が尿漏れを経験する．増大子宮による膀胱の圧迫，膀胱頸部の進展による．

出産後，自然に解消する．

7）静脈瘤

エストロゲンによる血管拡張と，増大子宮で静脈が圧迫されることによる静脈還流の悪化が原因で，下半身に生ずる．

下肢拳上，マッサージで静脈還流を促したり，弾性ストッキング着用などを指導する．

8）色素沈着

各所に現れるが，分娩後少しずつうすくなる．

9）かゆみ

肝内胆汁うっ滞や皮膚の乾燥（妊娠性瘙痒症）で，全身，とくに腹部に瘙痒が出る．

湿疹などの局面がなく，瘙痒も中程度までなら，掻把を禁じ，入浴時には擦らずに石けんの泡で汚れを洗い流す程度とさせ，保湿を中心とするスキンケアで対処させる．局所を冷やしても効果がある．

一方，妊娠性痒疹，妊娠性疱疹，PUPPP（pruritic urticarial papules and plaques of pregnancy）など，妊婦特有の瘙痒の強いものは治療を必要とすることが多い．

10）おりもの

妊娠に伴うホルモン変化で帯下は増加する．

不快な臭い，色でなく，痒みもないようならそのまま様子見でよい．

11）立ちくらみ

妊婦は下半身に血液がプールされやすく，脳貧血を容易に起こす．

起こっても心配がないこと，周囲が心配するので倒れないよう物につかまりすぐ休むこと，それだけですぐに回復することを話し，安心させる．

12）動悸，息切れ

増大子宮の静脈圧迫や横隔膜挙上による．重大疾患による症状でなければ経過観察でよい．

13）手のしびれ

妊婦の1/4ほどで認められ，起床時から午前を中心に自覚される．妊娠に伴う浮腫による手根管症候群が主な原因と考えられている．

症状の強い場合は整形外科でステロイドの局注を行うこともまれにあるが，ほとんどが治療を必要としない．読書やキーボード操作などを長時間続けることは避けさせる．分娩後に自然消失する．

[3] 妊婦健診でよく受ける相談

妊婦健診では，妊婦の不安を背景にさまざまな質問や相談を受ける．講義では習ったことがなく，成書を調べても記載されていないようなことが多かったりする．時に商業雑誌で特集が組まれることがあるが，そのようなものが手元に一冊あると便利であろう．

ここでは，筆者が日常よく受ける相談をあげてみた．簡単な説明の後の「○○」は，（学術的に必ずしも正しくはないかもしれないが）筆者の常套句である．日常診療の参考になればと付記した．

1．くすりを飲んでしまったのだが？（治療でくすりを飲みたいのだが？）

産科医以外には（産科医にとっても）最も頭を悩ますことの多い相談であろう．真に妊婦に禁忌の薬は限られており，多くの薬剤は（たとえ添付文書で禁忌とされているものでさえ）あまり問題とならないことは産科医なら知ってはいるが，「できるならば100％安全なものを」と望む妊婦に対しての説明には，おのずと慎重にならざるを得ない．内服時期，投薬された理由（疾患），個々の薬剤で対応が違うので，しかるべき成書や資料を参照されたい．また，ガイドライン[1]やインターネットからも情報を得られる．

- おクスリ．JP，妊娠と薬に関する知識，http://okusuri.jp/knowledge/01/index.html
- おくすり110番，妊娠とくすり http://www.okusuri110.com/kinki/ninpukin/ninpukin_00top.html

・国立成育医療センター，妊娠とくすり情報センター，http://www.ncchd.go.jp/kusuri/index.html
・母乳とくすりハンドブック，http://www.oitaog.jp/syoko/binyutokusuri.pdf

2．レントゲン検査は？

　他科医が心配するほど危険性は高くない．妊娠10週までは奇形発生のリスクがあるが，胎児被曝線量が50 mGy未満であるなら心配はなく，10週以降では奇形は起こらない．10週から27週では中枢神経障害のリスクがあるが，100 mGy未満なら影響はなく，28週以降では障害は起こらない．一方，小児がんの発生頻度は被曝線量に応じ高まるが，一般の検査レベルではその上昇はきわめて低いと考えてよい．

　胎児の被曝線量は，単純撮影なら胸部で0.01 mGy以下であり，骨盤部でさえ1.1（最大4）mGyである．CTでも，胸部で0.06（最大0.96）mGy，腹部なら8.0（最大49）mGy，骨盤部でようやく25（最大79）mGyである．よって，単純撮影を10枚程度撮ってしまったからといって，胎児の心配はいらない．診療に必要と判断されるなら，妊婦であろうと理論的には安全である．

　しかし，無用な被曝を極力避けることは常識であるし，ましてや妊婦である．画像診断ならまずエコーで済ませられないか，それが無理ならMRIでどうかを検討する．レントゲン検査しかないにしても，診断に必須か否か考え，本当に必要な場合には範囲や枚数を限局しての撮影が求められる．また，他部位の撮影なら腹部をプロテクトするなど，妊婦の不安を和らげるよう配慮する．

3．旅行は？

　以前は妊婦の旅行は危険とされていたこともあったが，現在は健康な妊婦では（比較的）安全と考えられている．しかし筆者も，急に陣痛が発来し，見ず知らずの土地・病院で出産せざるを得なかった妊娠36週の旅行中妊婦を経験しているので，流産の多い妊娠初期と頻回に子宮が収縮するようになる妊娠末期には，旅行を避けさせたほうがよいと考える．

　海外旅行などで飛行機を使う場合には，航空会社により妊婦の取り扱い基準が異なるので，確認させたほうがよい．妊婦は凝固能が亢進して易血栓形成状態にあり，いわゆるエコノミークラス症候群を起こすリスクが非妊時よりも高く，その予防に弾性ストッキングをはかせたり，適宜，下肢を運動させるなど，深部静脈血栓症（deep venous thrombosis；DVT）にも注意させたほうがよい．

　また，「旅行を予定しているのですが，行っても大丈夫でしょうか？」と，あたかも保証を求めているかのような質問が多いが，著者は自己防衛的表現としている．

　「妊婦さんといえど，普通は旅行により病気になるということはありません．今までとても順調に経過していて，今日の健診でも，旅行の中止を勧めなければいけないような異常はありませんでした．ただ，旅行直前の状態や行った先でのことは，いくら医者でもわからないので，

本当は"あなたは大丈夫"と保証してあげられればいいのですが，残念ですがそれはできません．行かれるのなら，無理のない余裕を持った計画で，楽しんできてください．」

4．自動車の運転は？

現代日本において，妊婦に車の運転を禁止することは非現実的である．もともと子宮収縮を来しやすい妊婦は，運転により若干その頻度が増えるが，運転終了後しばらく経つと元に戻り，早産には至らない．また，運転中は血圧が若干上昇するという報告があるが，いずれにしろ健康な妊婦に車の運転を禁止する根拠はない．ただ，非妊時と比べ眠気を覚えたり，集中力が低下したりするという指摘もあり，運転には十分注意させる．また，法律上妊婦は義務化されていなくとも，シートベルトは安全のために必須で，正しい方法（母子手帳に記載されている）で着用するよう指導する．

「他に運転してくれる人がいたら頼んだほうが一番安全でしょうが，妊婦だからといって運転してはいけないということはありません．ただ，眠気が出やすかったり，胎動に気を取られたりしやすいので，運転には十分気を付けてください．それと，シートベルトは必ず着けたほうが，万一の時にお母さんも赤ちゃんも守ってくれます．妊娠中のシートベルトのつけ方は母子手帳に載っていますから，見てください．」

5．毛染めは？

刺激に敏感になっており，パーマやヘアカラーは避けたほうが無難とされている．もしヘアカラーを希望する場合，酸化染毛剤は避け，酸性染毛剤（ヘアマニキュア）や着色染毛料（カラースプレー）とする．

6．温泉は？

各地の温泉には温泉法第18条により，成分，禁忌症，注意事項が掲示してあり，その禁忌症中には妊娠中（とくに初期と末期）の記載があるはずである．それは昭和57年（1982），環境庁局長通知「温泉の一般的禁忌症」中に，活動性の結核などと同列に妊娠中（とくに初期と末期）が含まれていたためとされる．その根拠の出自は明らかでなく，日本温泉気候物理医学会に問い合わせても不明である．

日本で温泉として認められた成分中に浸かることが，他の者ならよく，妊婦にだけ悪影響を及ぼすなどとは考えられない．

妊婦の注意点をしいてあげるなら，大きなお腹で足元がおぼつかなく，滑って転びやすいことや，立ちくらみを起こしやすいことくらいであろう．

「たとえ温泉にそのように記載されていても，妊婦さんが入ってはいけないという明らかな根

拠はありませんし，妊娠に悪い影響が出るはずもありません．普段のストレスを発散して，リラックスしてきてください．ただ，妊婦さんは湯当たりしやすかったり，立ちくらみしやすかったりしますので，せっかくの温泉だからと欲張って長湯をするのは避けましょう．くらんでも大丈夫なのですが，具合が悪くなると，妊婦というだけで周りが大騒ぎしますから．」

7．運動は？

昨今流行りのマタニティー・スイミング，マタニティー・ヨーガ，マタニティー・ビクスなどは，その主催施設の責任で，きちんとした管理のもと行われるものであろうから，健診では妊婦に異常のないことを告げるだけでよい．

妊娠中の運動の目的は，運動不足の解消，肥満の予防，気分転換，体力の維持，持久力の獲得などである．母児ともに正常経過の場合には，むしろ勧められる．

その際は，環境（気温，天候など），種目，運動の強度，実施時間などに配慮が必要である．長時間の立位や仰臥位を保持する運動，落下や外傷リスクのある運動，スキューバダイビングは避けたほうがよいとされている．

「妊娠中でも適度な運動は，健康な生活，体力の増進に良いとされています．ただし，スキーや体操競技のようにけがをする可能性のあるものや，バスケットやバレーボールのように体と体が接触することのあるスポーツは止めてください．あと，勝ち負けがあるとつい頑張りすぎてしまいますので，妊娠中の勝負は避けること．あくまで健康維持が目標です．」

8．お酒は？

アルコールは胎盤を通じ胎児に移行するため，習慣性飲酒（多量飲酒）の妊婦では，胎児性アルコール症候群や種々の先天性異常，および生後発達異常を来す児の頻度が高まることがわかっている．一方，機会飲酒（少量飲酒）が胎児へ悪影響を及ぼすという明確なエビデンスはない．それどころか，妊娠中に少量の飲酒をした母親の子どもは，完全に禁酒をした母親の子どもより，行動障害または発達障害が少ないとする疫学研究もある（ストレスの発散？）．

とはいえ，やはり自制するように話すことが原則である．

この質問をする妊婦のほとんどは，妊娠中のアルコールは胎児によくないと知っていながら尋ねているので，対応は簡単だ．

「そうですね．ご存じのように，妊娠中の飲酒は赤ちゃんのためにやめたほうがいいとされています．」

そのうえで理解力の高そうな妊婦には，時々「けれど，たまに少しだけ飲むのはお母さんのストレスが発散されて，かえって赤ちゃんによかったという報告もありますよ」と小声で付け加えている．

9．コーヒー（カフェイン）は？

　妊娠後半のカフェインは異常と明白な関連を見いだされていないが，初期の多量摂取は流死産を少し増加させる可能性が指摘されている．

　「1日何杯も飲むのは止めたほうがよさそうですが，時々，あるいは1日1〜2杯くらいならあまり神経質にならなくてもいいようですよ．」

10．インフルエンザ予防接種は？

　妊婦のインフルエンザは重症化しやすく，また，発熱による胎児への影響があり得るなど，罹患した場合の悪影響が大きい．一方，インフルエンザワクチンの安全性は高く，出生児への移行抗体による予防効果も認められ，有益性がはるかにまさる．

　「妊婦さんがインフルエンザになると，重症になりやすいことがわかっています．現在ワクチンの危険性で明らかなものはなく，インフルエンザに罹った場合の悪影響より，予防注射をするほうがはるかにためになります．自分とおなかの赤ちゃんのためにも，ワクチンを受けられることをお勧めします．」

　⇨参照：日本産科婦人科学会，厚生労働省ホームページ

11．歯医者は？

　歯科治療そのものは妊娠経過に影響を及ぼさない．ただし，診療につきものの投薬（抗菌薬ならペニシリン系やセファロスポリン系が安全で，鎮痛薬ならNSAIDsを避けアセトアミノフェンがよい）と仰臥位低血圧症候群に注意する．歯科レントゲンは問題なく，腹部遮蔽に意味もないが，妊婦心理に配慮する．

　「歯医者さんの治療は赤ちゃんに影響ありませんので，早く治してもらったほうがよいでしょう．ただ，化膿止めと痛み止めの薬には，妊婦さんに使えるものとそうでないものがあるので，妊娠中であることを告げ，安全な薬を出してもらってください．歯医者さんの治療というとあおむけになりますが，お腹が大きくなってからでは，時々途中で血圧が下がり，冷や汗が出たり気分が悪くなったりすることがあります．がまんしないですぐ中断してもらい，横（できれば左側臥位）を向いてください．じきに治りますので大丈夫．それとレントゲン検査ですが，赤ちゃんへの影響は心配しなくていいとされているのですが，念のためお腹をカバーしてもらったほうが安心でしょう．」

12．まだ授乳中だが？

　まだ卒乳する前に次の妊娠をする例は少なくはなく，妊娠中の授乳に悩んでの質問を受ける．以

前は流早産の危険性から，妊娠の判明とともに授乳を止めさせなければならないとされ，母児ともに泣きながら断乳をしていた．おっぱいに「からし」を塗って児に諦めさせた，という話も聞いたものである．それに対し，2009年に「授乳と流産は無関係」とする報告がされて以来，多くの施設で「すぐに止めなくともよい」とするようになった．

ただし，ここで報告されたのは流産についてであり，早産との関連は検討されていない．実際，妊娠後期における contraction stress test では乳頭刺激（nipple stimulation test）も行われるくらいで，やはり後期で子宮の感受性が高まってくると，乳頭刺激により容易に子宮収縮が起こる．

現代産科診療をもってしても早産の減少を見ておらず，早産対策の重要性がさらに増してきている現在，リスクは避けるべきと考える．

「昔と違い，今では『授乳を続けても流産はしない』と考えられるようになりましたので，急いで止める必要はありません．ただ，妊娠後半になると乳首の刺激が子宮の収縮を起こしやすくなり，早産の心配はあります．いずれ出産の後は，おっぱいは新しい赤ちゃんのものになるわけですし，後半になるまでには徐々に卒乳を目指したほうがよいでしょう．」

13. 職場の健診で，「貧血」，「高コレステロール血症」のため受診しなさいといわれたが？

非妊婦の基準で健診の結果判定を行っていることによる．

妊婦は循環血液量の増加により血液希釈が起こっており，貧血の診断基準値が通常より低い．妊婦貧血の基準を WHO では Hb 11.0 g/dl としているが，日本では 10.7 g/dl 前後の産科施設が多い．また，「Hb9.6〜10.5 g/dl の妊婦で，最も低出生体重児の出産リスクや早産リスクが低い」とする報告もある．典型的な鉄欠乏性パターンや極度の貧血の際に治療を考えるとよいだろう．

脂質およびリポ蛋白質濃度は妊娠経過に伴って増加し，妊娠中は「高脂血症」状態になっている．非妊時に比べ，総コレステロールは25〜50％，LDLは50％，HDLは30％，それぞれ増加し，トリグリセリドは2〜4倍になる．

「あなたが妊娠中であることを考慮されていないためで，妊娠に伴う体の変化によって妊婦さんは皆コレステロールが高くなっています．貧血に関しては，妊娠初期と中期に私たちもちゃんと検査し，必要ならきちんと治療していきます．心配いりませんよ．」

● 文　献
1）日本産科婦人科学会・日本産婦人科医会編．CQ001 特にリスクのない単胎妊婦の定期健康診査（定期健診）は？　CQ003 妊娠初期の血液検査項目は？　CQ104 妊娠中投与された薬物の胎児への影響について質問されたら？　産婦人科診療ガイドライン—産科編 2011，2011；pp1-5，pp9-11，pp48-50．
2）日本妊娠高血圧学会編．5. 食事療法と volume manipulation ②，CQ2PIH の予防を目的とした栄養管理は？　妊娠高血圧症候群（PIH）管理ガイドライン 2009，メジカルビュー社，2009；pp75-76．

〈新潟県立小出病院産婦人科　風間　芳樹〉

【5】妊婦の超音波診断

Key Points
1) 超音波検査は侵襲が少ないこと，簡便に使用できることが最大の利点であり，妊婦に対する検査法として有用な検査法である．
2) 妊婦の超音波診断には経腹法と経腟法が用いられる．
3) 妊娠後期の妊婦に対して超音波検査を行う際は，仰臥位低血圧症候群に留意し，検査時における体位の工夫が必要である．
4) 妊婦の超音波診断において，基本的な5項目の検査は有用かつ容易である．
5) プローブの走査法や母体肥満，あるいは胎位・胎向によって，正確な画像が得られない場合があり，また超音波診断には限界があることに注意するべきである．
6) 妊娠初期の超音波検査において，子宮内に胎嚢様のエコー像が確認できても安易に異所性妊娠（子宮外妊娠）を否定してはならない．

　超音波検査は侵襲が少ないことや簡便に使用できることから，妊婦に対する検査法として妊娠初期から分娩中（分娩後）まで広く汎用されている検査法である．またその安全性に関しても一部の特殊な検査を除いて，**通常使用されている機器での一般的な検査では問題ないとされており，妊娠・胎児管理においては必要不可欠な検査法**である．日常的な産婦人科診療においては本文で示す基本的な5つの検査項目のみならず，胎児の計測による発育の評価，形態学的異常の評価，胎盤異常の検査，胎児の生理学的検査や子宮頸管長の計測による早産リスクの評価，あるいは羊水穿刺などの侵襲的検査のときに使用されている．本稿では基本的な5項目の観察法と注意点について述べた後，妊娠初期の比較的容易な妊娠診断および胎児計測法について述べる．

［1］妊婦の超音波検査の基本

1) 経腹法は妊娠中期以降の胎児の観察や胎盤全体像，羊水量の評価など，腟から離れた部分の観察に適しているが，妊娠初期でも母体の膀胱に尿を充満させた状態であれば，ある程度の観察は可能である．
2) 一般的には 3.5 MHz のコンベックス型プローブが用いられる．
3) 胎児の心奇形スクリーニングのような特殊な検査を除いて，通常，縦断面においては母体の頭側が超音波画面の検者から向かって左側，尾側が右側，さらに横断面においては母体の右

【5】妊婦の超音波診断

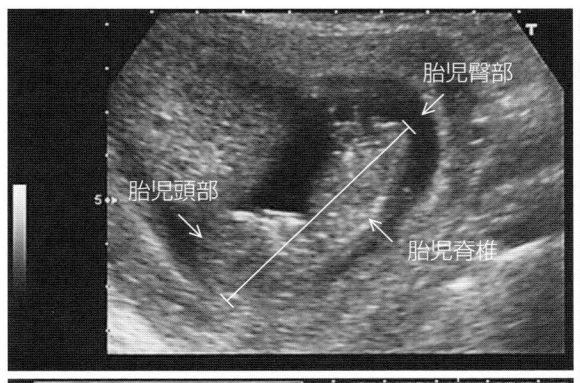

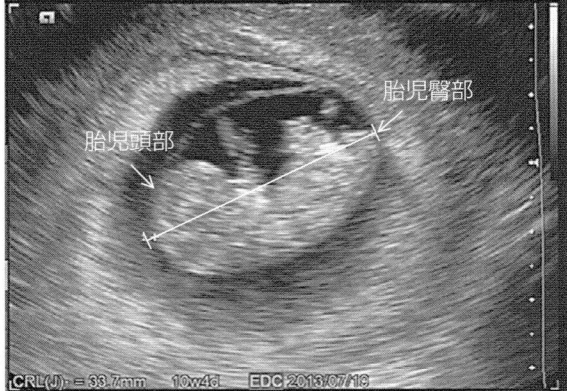

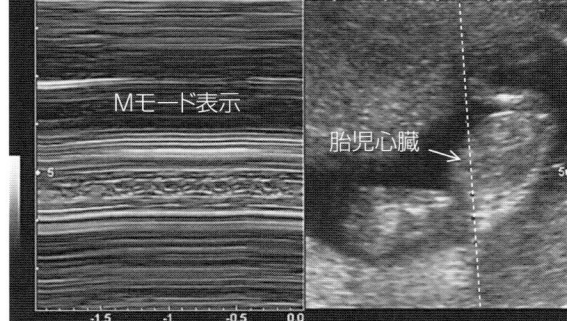

A. 妊娠12週の胎児超音波画像と頭臀長（CRL）の計測（経腹法）
B. 妊娠10週の胎児超音波画像と頭臀長（CRL）の計測（経腟法）
C. 胎児心拍の確認による胎児生存の確認と記録

A	B
C	

図1　妊娠初期の胎児超音波画像と計測法

　　側が画面の左側，左側が右側に描出されるようにプローブを走査する．
4）羊水は超音波が速やかに透過し内部エコーを生じないため黒く描写される．一方で，このような超音波の透過性を利用して胎児の計測や形態学的観察が可能となっている．
5）組織を通過した超音波は減弱するため，**母体の腹壁の厚さ（皮下脂肪の厚さ）や腸管の存在はその画質に影響を及ぼす**．また胎児骨は超音波が透過しないためその後方に音響陰影が生じる．そのため胎児の胎位によっては，胎児の骨の後方の構造の観察が難しいことがある．
6）妊娠後期以降の検査においては**仰臥位低血圧症候群**に注意する．場合によって，検査はセミファウラー位（semi-Fowler position）や左側臥位で行うなどの工夫と低血圧発作時には体位変換によって，迅速に対応することが必要である．
7）経腟超音波検査はプローブを直接腟内に挿入して行うため，プローブと観察対象の距離が短く，5.0〜8.0 MHz程度の高い周波数が使用され**分解能の高い画像が得られる**．そのため**妊娠初期**の検査に適している．

[2]基本的5項目の検査

1．胎児の生存

1）胎児の心拍，あるいは軀幹や四肢の動きで確認する（図1）．

2）妊娠のごく初期を除いて心拍の確認は比較的容易であるが，逆に確認できない場合は，複数の検者によって確認したほうがよい．
3）通常はBモード法で確認するが，Mモード法による画像を記録することが望ましい（図1）．
4）経腹法では妊娠8週に，経腟法では6週末に胎児心拍が確認できるとされている．
5）妊娠6週に経腟法で心拍を確認できても，その後の流産率が16〜36％とされており[1]，その後の妊娠継続については慎重に言及する．

2．胎児の数，走査方法と注意点

1）子宮腔内全体を検査できるようにプローブを走査する．これはプローブを床に向かって垂直にあてたまま縦断面では左右に，横断面では上下に走査することで観察可能である．
2）プローブを妊娠子宮で増大した腹壁に垂直になるようにあてると，子宮腔内を斜め方向から観察することがあり，一人の胎児を別方向から見ることで誤って単胎妊娠を多胎妊娠と診断してしまうことがあるので注意する．
3）双胎妊娠では，それぞれの胎児の一部（頭部，心拍など）を同一画面で同定できれば，診断は容易である（図2）．

3．胎位，胎向

1）妊娠中期まではあまり問題にはならないが，妊娠後期，とくに陣痛開始時や救急外来受診時には重要な情報である．
2）内診を施行せずに胎位（頭位か骨盤位か，あるいは胎児の先進部位が何か，どちらを向いているかなど）を知る方法として有用な手段である（図2）．

4．胎盤の位置

1）胎盤は妊娠初期でも12週程度からある程度同定可能であり，**子宮筋層に比べてやや高輝度なエコー像**として確認される（図3）．
2）経腹法では明らかな全前置胎盤を除いて，部分／辺縁前置胎盤や低置胎盤を診断することは難しく，経腟法での診断を必要とすることも多い．
3）常位胎盤早期剥離の場合，特徴的な所見が得られることもあるが，胎児状態の悪化や持続性の腹痛，出血など臨床症状による対応が優先されることが多い．

5．羊水量の評価

1）羊水は内部エコーを生じないため黒く描写され，視覚的に羊水が多いか少ないかを判断する

【5】妊婦の超音波診断

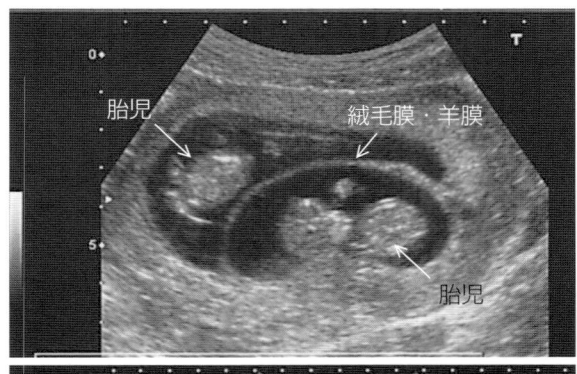

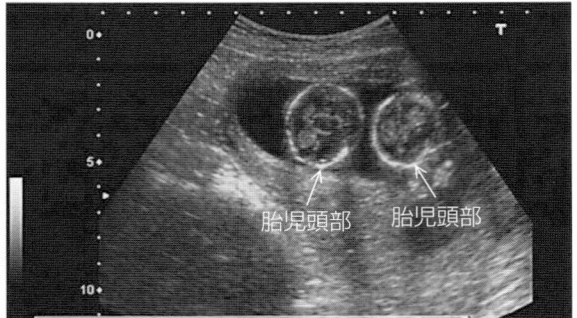

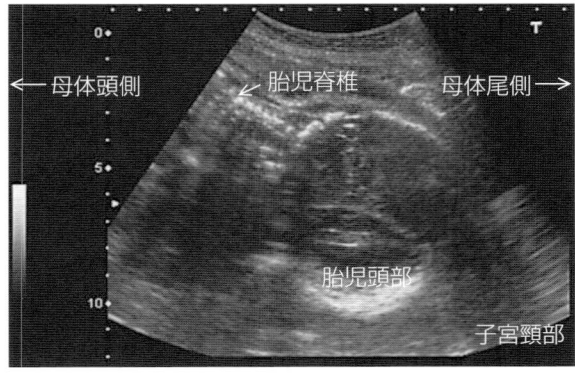

A. 双胎の超音波画像（二絨毛膜二羊膜双胎）二人の胎児を同一画面で確認
B. 双胎の超音波画像（一絨毛膜二羊膜双胎）二人の胎児頭部を同一画面で確認
C. 胎児の頭部が母体尾側にあり，頭位である

A	B
C	

図2　超音波による双胎の診断と胎位の確認

A. 妊娠12週の超音波画像（胎盤後壁付着）
B. 妊娠中期の超音波画像（胎盤前壁付着）
C. 妊娠後期の超音波画像と羊水深度の計測
D. amniotic fluid index（AFI）の計測法

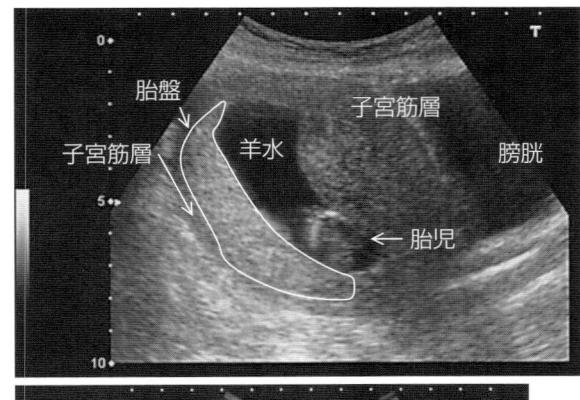

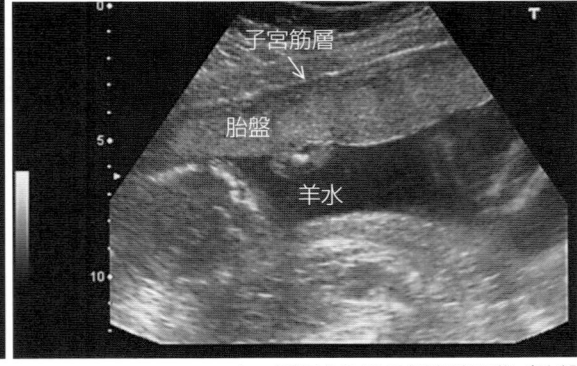

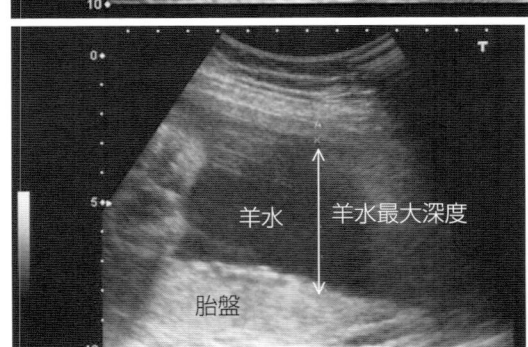

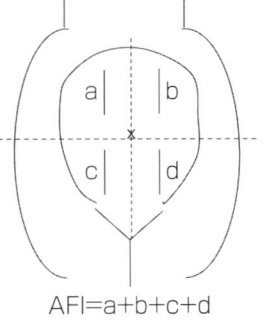

AFI＝a＋b＋c＋d

A	B
C	D

図3　胎盤と羊水の超音波画像

ことは容易である（図3）.
2) 羊水量の評価は一般的に最大羊水深度（羊水ポケット）の計測やamniotic fluid index（AFI）[2]の計測によって行われる（図3）.
3) 羊水ポケット：臍帯や胎児を含まない断面において最も広い羊水腔を垂直に計測する（図3）.
4) 羊水過少＜2 cm，2 cm≦正常≦8 cm，8 cm＜羊水過多とする[2].
5) AFI：臍を中心として子宮を4分割し，それぞれの部分で臍帯や胎児を含まない羊水腔の最大深度を計測した値を合計する．このとき，プローブは母体の長軸に対して平行で，かつ腹壁ではなく地面に対して垂直な状態で計測する．
6) 羊水過少＜5 cm，5 cm≦正常≦24，もしくは25 cm，24もしくは25 cm＜羊水過多[2].
7) 通常は妊娠末期には羊水量は減少傾向を示す．

[3] その他の比較的容易な妊娠初期の超音波検査

1. 胎嚢（gestational sac；GS）（図4）

1) GSは通常妊娠5週以降，子宮底部〜体部に円形の低エコー像として観察される．
2) 妊娠反応検査陽性で子宮内にGSが確認できればほぼ異所性妊娠（子宮外妊娠）は否定できる（子宮内外同時妊娠は非常にまれ）が，子宮内の低エコー像が偽胎嚢（pseudo GS）であることもあり，注意を要する．
3) GSでは低エコー像の周囲に高輝度の環状構造が観察される．
4) 内部に卵黄嚢（york sac；YS）が確認されれば確実である．
5) YSは妊娠8週以降には円形の構造として確認されるが，それ以前では円形ではなく「＝」のような構造として見えることも多い．

2. 胎児（胎芽）頭臀長（crown rump length；CRL）の計測（図1）

1) 条件が整えば，妊娠8週くらいから経腹超音波検査でも計測可能である．
2) 妊娠10〜13週ではさらに容易に計測できる．
3) CRLは妊娠週数の正確な診断には欠かせない計測値であり，第1三半期で少なくとも2回計測することが推奨されている．

　本稿では，通常，妊婦の超音波を行っていない読者を対象として基本的事項について記述した．妊婦の超音波検査に少し慣れ，頻度は少なくても妊婦の超音波検査として胎児計測による発育の評価，形態学的検査，あるいは経腟超音波検査法を用いた頸管長計測による早産リスクの評価などを定期的に行う場合は，他の成書を参照されることをお勧めする．

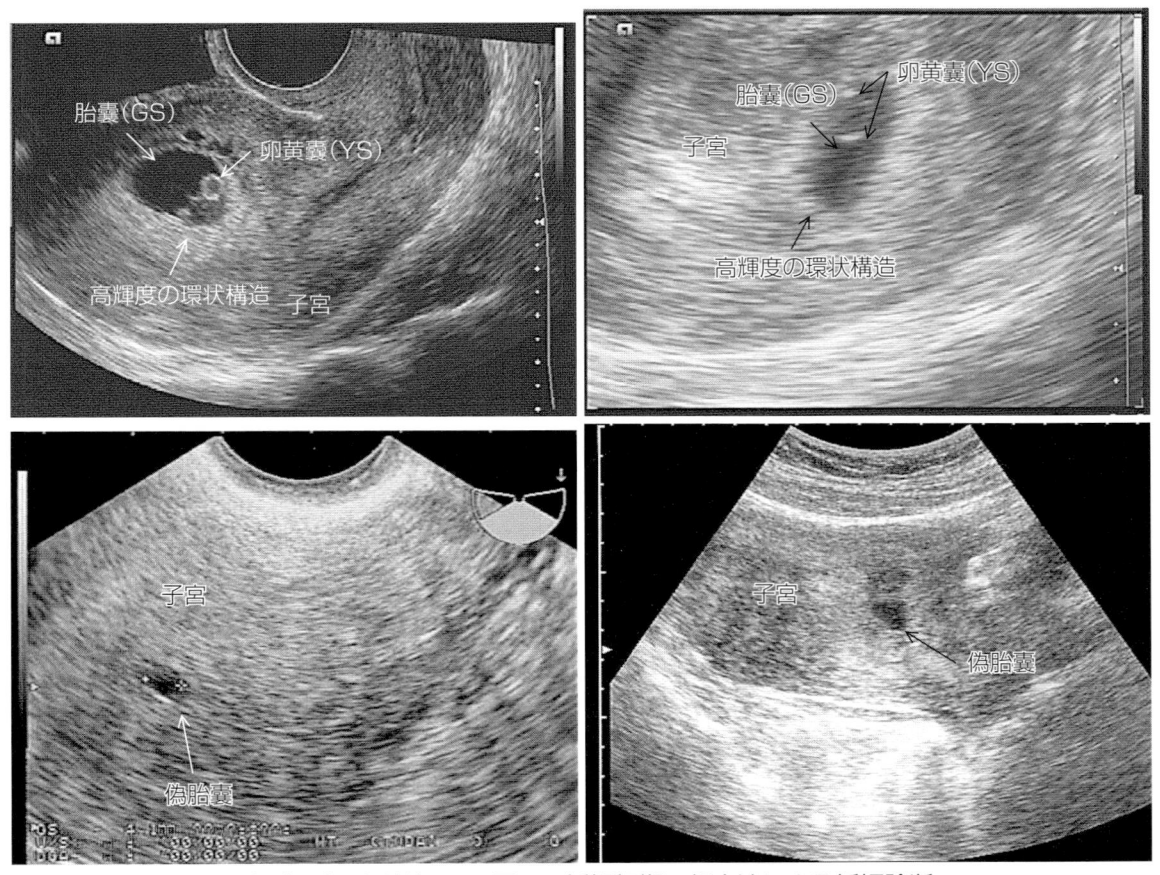

A. 妊娠7週5日の胎嚢（GS）：経腟法
B. 妊娠6週0日の胎嚢（GS）：経腟法
C. 偽胎嚢（pseudo GS）：経腟法
D. 偽胎嚢（pseudo GS）：経腹法

A	B
C	D

図4 妊娠初期の超音波による妊娠診断
偽胎嚢では周囲の高輝度の環状構造や卵黄嚢（YS）がみられない．

● 文献

1) 秦利之，青木昭和．心拍動．臨婦産 1997 ; 51 : 1046-1049.
2) Phelan JP, et al. Amniotic fluid volume assessment with the four-quadrant technique at 36-42 week's gestation. J Reprod Med 1987 ; 32 : 540-542.

〈公益社団法人地域医療振興協会西吾妻福祉病院　伊藤　雄二〉

【6】切迫流産，切迫早産

[1] 切迫流産

> **Key Points**
> 1) 妊娠22週未満に子宮出血があり，流産しそうな状態を切迫流産という．
> 2) 下腹部の触診は慎重に．
> 3) 治療は安静，止血剤，子宮収縮抑制剤など．ただしエビデンスは乏しい．

- 妊娠22週未満で，胎芽あるいは胎児は全く排出されておらず，少量の子宮出血がある場合，下腹痛の有無にかかわらず切迫流産と診断する．流産になりそうな状態を示すが，正常妊娠に復する状態も含まれる．
- 切迫流産を放置し，進行流産や感染流産に至ると，大出血や敗血症を起こし，救急処置を必要とすることがある[1]．
- 流産の原因やリスク因子を把握し，患者に指導，治療することで，可能な限りそれらを軽減，改善することが重要である[2]（表1）．

1．切迫流産の診断と鑑別診断 (表2)

1) まず視診にて，尿道口・肛門・外陰皮膚からの出血を除外する．腟鏡診が可能であれば，子宮口の奥からの出血を確認し，子宮腟部びらんや子宮頸管ポリープからの表層性の出血を除外する．
2) 経腹または経腟エコーが可能であれば，子宮内に胎囊，胎児を確認し，子宮外妊娠を除外．子宮出血がなくても，子宮内の胎囊と子宮筋層の間に低エコー領域を認めれば，絨毛膜下血腫（subchorionic hematoma；SCH）と診断し，切迫流産に準じて対応する．とくに低エコー領域が胎囊周囲の2/3を超える場合や，子宮出血を伴う場合は，流産や早産に至るリスクが上昇するとの報告もある[3]．また，子宮頸管無力症は妊娠20～22週前後に発症することが多く，子宮収縮が認められないにもかかわらず，子宮頸管長の短縮（25 mm以下），内子宮口のfunneling（鳥のくちばし状の開大）を認め，進行すると流早産となる．
3) 月経痛様の下腹痛がある場合は切迫流産による痛みの可能性が高い．便秘や膀胱炎による痛

表1 流産の原因・リスク因子（★軽減・改善できるもの）

母体側因子
　★子宮頸管無力症
　★卵巣機能異常，黄体機能不全，高プロラクチン血症など
　★内分泌疾患，糖尿病，甲状腺機能異常
　★感染症
　★外傷
　★薬物
　★食物
　★精神的因子
　　子宮の異常，子宮奇形，子宮筋腫
　　自己免疫疾患
　　その他の母体合併症
　　染色体異常
　　放射線被曝

胎児側因子
　妊卵の異常，染色体異常など
　胎児付属物の異常
　多胎妊娠

夫婦間因子
　★血液型不適合
　　免疫異常（免疫応答の異常など）

男性因子
　染色体異常
　精子の異常

原因不明

みを鑑別することは重要だが，下腹部触診により流産を進行させないよう注意が必要．

2. 切迫流産の治療と管理 (表2)

1) 流産予防効果が確立された薬物療法はないが，実際には以下の治療が行われることが多い．
2) 安静療法：胎児心拍確認後に絨毛膜下血腫があれば，ベッド上安静が有効な可能性がある[4]．下腹部に力の入る動作を控え，下腹部を圧迫・さするなどの子宮への刺激を避ける．便秘を予防する．
3) 止血剤：カルバソクロムスルホン酸ナトリウム（アドナ®）内服または点滴
4) 子宮収縮抑制剤：妊娠12週未満は塩酸ピペリドレート（ダクチル®）内服，12週以降は塩酸イソスクプリン（ズファジラン®）内服または注射，16週以降は塩酸リトドリン（ウテメリン®）内服または点滴
5) 抗菌薬：子宮頸管炎，細菌性腟症があればペニシリンかセフェム系抗菌薬を投与．絨毛膜下血腫があり，血液検査で炎症反応を認める場合も，抗菌薬を投与する．
6) 手術療法：子宮頸管無力症に対して，感染や破水や子宮収縮がなければ頸管縫縮術が行われる場合があるが，その有効性が期待できる症例は限られている．またその適否と手技において一定の習熟が必要であり，とくに前回妊娠時の流早産歴や頸管縫縮歴のある症例では，早めに産婦人科受診を勧める．

● 文 献
1) 市川　剛，他．切迫流産の管理．産婦人科治療 2010；4：157-162．
2) 日本産科婦人科学会編．6.異常妊娠，産婦人科研修の必修知識 2011，日本産科婦人科学会，2011；pp200-202．

表2 切迫流産の診断と治療 (●実施, ◆可能なら実施, ▲産婦人科医に任せる)

自覚症状	検査・診断	鑑別診断	治療・指導
性器出血 血性帯下 膿性帯下	●視診：腟口からの出血を確認 ◆腟鏡診：腟の奥の子宮口の奥からの出血を確認 ◆腟内一般細菌培養：子宮頸管炎・細菌性腟症の診断 ◆経腹または経腟エコー：子宮内に胎囊，胎児を確認．絨毛膜下血腫（SCH）が確認できれば，切迫流産として対応	●視診：尿道口・肛門・外陰皮膚からの出血を除外 ◆腟鏡診：子宮腟部びらんや子宮頸管ポリープからの表層性の出血を除外 ◆経腹または経腟エコー：子宮外妊娠を除外	流産予防効果が確立された薬物療法はないが，実際には以下の治療が行われることが多い． ●安静療法：胎児心拍確認後に絨毛膜下血腫があれば，ベッド上安静が有効な可能性がある．下腹部に力の入る動作を控え，便秘を予防する．下腹部を圧迫・さするなどの子宮への刺激を避ける． ●止血剤：アドナ内服または点滴 ◆抗菌薬：子宮頸管炎，細菌性腟症があればペニシリンかセフェム系抗菌薬を投与．
下腹痛	●生理痛様の下腹痛（子宮収縮痛）がある場合は切迫流産による痛みの可能性が高い． ◆経腹または経腟エコー：子宮内に胎囊，胎児を確認．絨毛膜下血腫が確認できれば，切迫流産として対応	●便秘や膀胱炎による痛みを鑑別することは重要 ◆下腹部触診により流産を進行させないよう注意が必要 ◆エコー：子宮外妊娠・卵巣腫瘍茎捻転・卵巣出血を除外	●子宮収縮抑制剤 ・妊娠12週未満はダクチル®内服 ・12週以降はズファジラン®内服または注射 ・16週以降はウテメリン®内服または点滴
無症状	◆経腹または経腟エコー：子宮収縮を認めないのに，頸管長短縮（25 mm以下），内子宮口funneling（鳥のくちばし状の開大）→子宮頸管無力症		▲手術療法：子宮頸管無力症に対して，感染や破水や子宮収縮がなければ頸管縫縮術が行われる場合があるが，その適否と手技において一定の習熟が必要である．とくに前回妊娠時の流早産歴や頸管縫縮歴のある症例では，早めに産婦人科受診を勧める．

3) Bennet GL, et al. Subchorionic hemorrhage in first-trimester pregnancies : prediction of pregnancy outcome with sonography. Radiology 1996 ; 200（3）: 803-806.
4) 日本産科婦人科学会・日本産婦人科医会編．CQ206 妊娠12週未満切迫流産への対応は？ 産婦人科診療ガイドライン―産科編2011，日本産科婦人科学会，2011 ; pp84-86.

[2] 切迫早産

> **Key Points**
> 1) 問診から早産の原因やリスク因子を把握し，可能な限り軽減するよう指導する．
> 2) 常位胎盤早期剥離や前置胎盤との鑑別が重要．
> 3) 頸管無力症，絨毛羊膜炎，前期破水から早産に至ることが多い．

- 切迫早産とは，妊娠22週0日から36週6日までに，下腹痛，性器出血，破水などの症状に加え，規則的な子宮収縮，子宮口開大，頸管短縮が進行し，早産となる危険性が高い状態をいう．
- 早産児の予後は，週数や成熟度によって大きく異なるが，敗血症，髄膜炎，呼吸障害，未熟児網膜症，脳室内出血，脳神経後遺症などを来し，死に至る場合もある．
- 早産を予防するために，切迫早産の早期診断，早期治療のみならず，切迫早産の予防を心がけて，指導することが重要である．

1. 切迫早産の予防

・問診で早産の原因やリスク因子を明らかにし，可能なものは軽減するよう指導する（表3）．

表3 早産の原因・リスク因子（★軽減・改善できるもの）

患者背景	今回の妊娠の状況	感染症
★喫煙・薬物	★子宮頸管無力症	★絨毛羊膜炎（CAM）
★身体的・精神的重労働	★妊娠高血圧症候群	★細菌性腟症
★母体ストレス・精神疾患	★妊娠中の体重増加不良	★骨盤腹膜炎・子宮付属器炎
★性交	★性器出血	★尿路感染症
やせ	妊娠の間隔（18か月以内または59か月以上で上昇）	★歯周病
低所得・教養		
遺伝的要因	生殖補助医療による不妊治療	産婦人科疾患
若年妊娠・高齢妊娠	多胎妊娠	子宮頸部円錐切除術
	羊水過多	子宮頸管裂傷
既往妊娠歴・出産歴	切迫流産	子宮筋腫
早産・切迫早産	抗リン脂質抗体症候群	子宮腺筋症
37週未満の前期破水	胎児機能不全	子宮内膜症
子宮頸管無力症	胎児発育遅延	子宮奇形
	常位胎盤早期剥離	

表4 切迫早産の診断と治療（●実施，◆可能なら実施，▲産婦人科医に任せる）

自覚症状	検査・診断	鑑別診断	治療・指導
子宮収縮の自覚（＝腹部緊満感） 子宮収縮痛 あるいは 月経痛様下腹痛	◆胎児心拍陣痛図（NST）：子宮収縮の間隔と持続時間，胎児心拍数を計測する． ●経腹超音波：可能なら胎児推定体重，羊水量を確認 ◆経腟超音波：子宮頸管長短縮（≦25 mm），内子宮口開大→子宮頸管無力症 ◆腟鏡診と内診：子宮出血，膿様帯下，異臭，羊水流出，子宮口開大，展退を確認． ●細菌性腟症の診断：腟内一般細菌培養検査 ◆絨毛羊膜炎の診断：子宮頸管粘液中顆粒球エラスターゼ，癌胎児性フィブロネクチン	◆NST：常位胎盤早期剥離などによる胎児機能不全を否定 ●経腹または経腟超音波：常位胎盤早期剥離，前置胎盤を否定 ●尿路感染，下痢，便秘，痔核による痛みを否定	◆①子宮口が2 cm（1指ゆるく）開大 ②子宮頸管長20 mm以下に短縮 ③2回以上/30分の規則的子宮収縮 のいずれかがあれば原則産科入院治療．上記所見がなければ，安静と塩酸リトドリン3〜4錠/日内服で外来管理，1週間後再検． ●安静：基本はベッド上安静，歩行はトイレのみ．胎胞膨隆あれば膀胱留置カテーテル挿入し，完全臥床． ◆子宮収縮抑制剤 ①塩酸リトドリン；第一選択（副作用；動悸，肺水腫，顆粒球減少） ②硫酸マグネシウム；第二選択（過剰投与で呼吸抑制，心停止） ●細菌性腟症：クロラムフェニコール腟錠自己挿腟 ◆絨毛羊膜炎：ウリナスタチン（1万単位＋生食10 mLをタンポンに浸し連日腟に挿入，保険適用なし）で卵膜分解阻止，頸管熟化抑制，子宮収縮抑制 ▲子宮頸管無力症：緊急頸管縫縮術が予後の改善につながるというコンセンサスはない
腰背部痛	●腹部X線検査 ◆胎児心拍陣痛図（NST）	●尿路結石，脊椎疾患を否定	◆子宮収縮抑制剤

2．切迫早産の診断と鑑別診断 (表4)

1) 自覚症状：子宮収縮の自覚（＝腹部緊満感），子宮収縮痛あるいは月経痛様下腹痛，腰背部痛，恥骨部痛，水様帯下，性器出血
2) 胎児心拍陣痛図（NST）：子宮収縮の間隔と持続時間，胎児心拍数を計測する．
3) 腟鏡診と内診：子宮出血，膿様帯下，異臭，羊水流出，子宮口開大，展退，を確認．
4) 細菌性腟症の診断：腟内一般細菌培養検査
5) 子宮頸管粘液中顆粒球エラスターゼ：絨毛羊膜炎などで好中球が遊走，顆粒球より放出され

表4 切迫早産の診断と治療（つづき）

恥骨部痛	◆経腹・経腟エコー：児頭下降，頸管短縮	●尿路感染，尿路結石を否定	◆子宮収縮抑制剤 ▲子宮頸管縫縮術
帯下 水様帯下 膿様帯下 発熱	●細菌性腟症の診断：腟内一般細菌培養検査 ●臨床的絨毛羊膜炎（CAM）の診断基準 　1）38℃以上で，以下のうち1つ以上ある 　＊子宮圧痛 　＊腟分泌物か羊水の悪臭 　＊頻脈≧100/分 　＊WBC≧15,000/mm^3 　2）母体発熱がなく，上記4項目がある ◆破水の診断 　1）腟内pH変化の検出法 　　・BTB法 　　・ニトラジン法（エムニケーター） 　2）モノクローナル抗体を用いた検査法 　　・癌胎児性フィブロネクチン 　　・α-フェトプロテイン 　　・インスリン様成長因子結合蛋白1	●尿の混入を否定 ●尿路感染や産婦人科領域以外の感染症を否定	◆細菌性腟症；クロラムフェニコール腟錠自己挿腟 ◆絨毛羊膜炎；ウリナスタチン（1万単位＋生食10 mlをタンポンに浸し連日腟に挿入，保険適用なし）で卵膜分解阻止，頸管熟化抑制，子宮収縮抑制．ペニシリンまたはセフェム系抗菌薬 ◆破水；ペニシリンまたはセフェム系抗菌薬，子宮収縮抑制剤，母体搬送を考慮
性器出血	◆胎児心拍陣痛図（NST）：子宮収縮の間隔と持続時間，胎児心拍数を計測する． ●血液検査：凝固系など ◆経腹・経腟エコー：児頭下降，頸管短縮，開大	◆常位胎盤早期剥離，前置胎盤による出血を否定 ●血液凝固異常を来す血液疾患を否定	●安静：基本はベッド上安静，歩行はトイレのみ．胎胞膨隆あれば膀胱留置カテーテル挿入し，完全臥床． ●止血剤：アドナ®，トランサミン®

る蛋白分解酵素で，陰性であれば早産リスクは低い[3]．

6）破水の診断

①腟内pH変化の検出法

・BTB法

・ニトラジン法（エムニケーター）

②モノクローナル抗体を用いた検査法

・癌胎児性フィブロネクチン：腟円蓋部より採取，絨毛羊膜炎による絨毛膜羊膜の脆弱化に

よって検出される．
- α-フェトプロテイン
- インスリン様成長因子結合蛋白1

7) 臨床的絨毛羊膜炎（chorioamnionitis；CAM）の診断基準[1]

① 38℃以上で，以下のうち1つ以上ある．

＊子宮圧痛　　＊腟分泌物か羊水の悪臭　　＊頻脈≧100/分　　＊WBC≧15,000/mm^3

② 母体発熱がなく，上記4項目がある

8) 経腟超音波：子宮頸管長短縮（妊娠24週で頸管長26 mm以下で6.19倍，22 mm以下で9.49倍早産率が上昇[2]），内子宮口開大（V字型開大よりU字型開大のほうが早産率は高い），前置胎盤をチェック．

9) 経腹超音波：常位胎盤早期剥離との鑑別が重要．可能なら胎児推定体重，羊水量を確認．

3．切迫早産の治療と管理 (表4)

1) ① 内子宮口が2 cm（1指ゆるく）開大
   ② 子宮頸管長20 mm以下の短縮
   ③ 2回以上/30分の規則的子宮収縮

   のいずれかがあれば原則産科入院．上記所見がなければ，安静と塩酸リトドリン3～4錠/日内服で外来管理，1週間後再検[3]．

2) 安静：基本はベッド上安静，歩行はトイレのみ．胎胞膨隆があれば膀胱留置カテーテルを挿入し，完全臥床．

3) 子宮収縮抑制剤
   ① 塩酸リトドリン：第一選択
   ② 硫酸マグネシウム：第二選択

4) 抗菌薬：クロラムフェニコール腟錠，ペニシリンまたはセフェム系抗菌薬

5) ウリナスタチン：絨毛羊膜炎に対して，卵膜分解阻止，頸管熟化抑制，子宮収縮抑制

6) 子宮頸管縫縮術：緊急頸管縫縮術が予後の改善につながるというコンセンサスはない．

●文　献

1) Lencki SG, et al. Maternal and umbilical cord serum interleukin levels in preterm labor with clinical chorioamnionitis. Am J Obstet Gynecol 1994 ; 170 : 1345-1351.
2) 大浦訓章，他．切迫早産．周産期医学必修知識．周産期医学 2011 ; 41（増刊号）: 221-223.
3) 泉　章夫：切迫早産の管理．産婦人科治療 2010 ; 4 : 163-168.

〈富山市民病院産婦人科　大田　悟〉

【7】妊娠高血圧症候群

Key Points
1) 妊娠高血圧症候群は，妊娠高血圧腎症，妊娠高血圧，加重型妊娠高血圧腎症，子癇の4病態の総称である．
2) 糖尿病または妊娠糖尿病の血糖値をコントロールすることは，妊娠高血圧症候群の発症予防につながる．
3) 妊娠前半期の高血圧では，白衣高血圧を否定することが重要である．
4) 妊娠後半期の高血圧では，蛋白尿を認めた場合，入院管理が必要である．
5) 妊娠後半期に嘔吐，上腹部痛で受診した場合，HELLP症候群をまず考える．
6) 痙攣，意識障害の妊婦では，子癇，脳出血を念頭に置く．できれば，頭部CTを優先する．

妊娠高血圧症候群（pregnancy induced hypertension；PIH）は，妊娠高血圧腎症，妊娠高血圧，加重型妊娠高血圧腎症，子癇の4病態の総称である．

日本全体を対象とした研究報告がないため，正確な発症率はわからないが，妊娠高血圧腎症は

表1　妊娠高血圧腎症のリスク因子[1]

リスク因子	コホート研究 相対リスク（95% CI）	ケース・コントロール研究 オッズ比（95% CI）
抗リン脂質抗体陽性	9.72 (4.34 to 21.75)	6.12 (0.35 to 108.35)
DM	3.56 (2.54 to 4.99)	
既往PE	7.19 (5.85 to 8.83)	7.61 (4.30 to 13.47)
家族にPE	2.90 (1.70 to 4.93)	
母親がPE		3.60 (1.49 to 8.67)
初産婦	2.91 (1.28 to 6.61)	2.35 (1.80 to 3.06)
双胎 vs 単胎	2.93 (2.04 to 4.21)	
品胎 vs 双胎	2.83 (1.25 to 6.40)	
BMI高値（受診時）	1.55 (1.28 to 1.88)	
BMI高値（妊娠前）	2.47 (1.66 to 3.67)	
SBP≧130（受診時）	2.37 (1.78 to 3.15)	
DBP≧80（受診時）	1.38 (1.01 to 1.87)	
年齢40歳以上（経産婦）	1.96 (1.34 to 2.87)	
年齢40歳以上（初産婦）	1.68 (1.23 to 2.29)	

(Duckitt et al. BMJ 2005)

2%前後，妊娠高血圧は1%前後の発症率と推測される．人種によって発症率にやや違いがあり，黒人は発症率が高い．

妊娠高血圧腎症のリスク因子を**表1**に示した[1]．抗リン脂質抗体症候群，糖尿病，肥満，高血圧など内科疾患を合併していると妊娠高血圧腎症を発症しやすい．

妊娠高血圧腎症では，初期〜中期にかけて遊走性絨毛細胞（extravillous trophoblast）の子宮筋層への遊走障害がみられることが多いこと，多くの症例で血管新生抑制因子である soluble fms-like tyrosine kinase 1（sFlt-1, sVEGFR1）が疾患発症前から上昇すること，そして，最終的に血管内皮障害が発生することなどがわかってきているが，病態の全貌はまだ解明されておらず，そのため，予防法，治療法が確立されていない[2]．

妊娠高血圧症候群を発症すると，母体は，子癇，脳出血，常位胎盤早期剝離（早剝），肺水腫，HELLP症候群（hemolysis, elevated liver enzymes, and low platelat count syndrome），溶血，肝機能障害，血小板減少症候群），DIC（disseminated intravasaular coagulation，播種性血管内血液凝固），急性腎不全などの重篤な状態に進行する危険性が高くなる．また，胎児は，子宮内胎児発育不全（fetal growth restriction；FGR），子宮内胎児死亡（intrauterine fetal death；IUFD），胎児機能不全（non-reassuring fetal status；NRFS），重度の新生児仮死，早産，新生児死亡，壊死性腸炎，神経学的後遺症のリスクが高くなる．

[1] 診 断

1. 妊娠高血圧症候群の病型分類[3]

1）妊娠高血圧腎症（preeclampsia；PE）

妊娠20週以降に初めて高血圧が発症し，かつ蛋白尿を伴うもので分娩後12週までに正常に復する場合をいう．

2）妊娠高血圧（gestational hypertension）

妊娠20週以降に初めて高血圧が発症し，分娩12週までに正常に復する場合をいう．

3）加重型妊娠高血圧腎症（superimposed preeclampsia）

①慢性高血圧（chronic hypertension）が妊娠前あるいは妊娠20週までに存在し，妊娠20週以降蛋白尿を伴う場合

②高血圧と蛋白尿が妊娠前あるいは妊娠20週までに存在し，妊娠20週以降，いずれか，または両症状が増悪する場合

③蛋白尿のみを呈する腎疾患が妊娠前あるいは妊娠20週までに存在し，妊娠20週以降に高血圧が発症する場合

をいう．

4）子癇（eclampsia）

妊娠 20 週以降に初めて痙攣を起こし，てんかんや二次性痙攣が否定されるもの．子癇の起こった時期により，妊娠子癇，分娩子癇，産褥子癇と称する．

2．一般医が日常よく遭遇する妊婦の病気・症状

一般医が妊婦を見る頻度は，①糖尿病または妊娠糖尿病合併，②高血圧合併，③腹痛，④頭痛，⑤痙攣または意識障害，⑥その他の順だと予想される．以下，①〜⑤について概説する．

①糖尿病または妊娠糖尿病は妊娠高血圧症候群を発症するリスクが高い．血糖値をコントロールすることが予後改善につながる．

②高血圧で受診した場合，妊娠前半期であれば白衣高血圧と真性高血圧をまず鑑別する必要がある．降圧剤として使用できるのは，αメチルドーパ，ヒドララジン，およびラベタロールの3剤である．もし，ARB/ACE が使用されていれば，すぐに変更しなければならない．妊娠後期に高血圧が発生して受診した場合は妊娠高血圧症候群を考える．妊娠高血圧症候群では，蛋白尿を伴う妊娠高血圧腎症のほうが母児の予後が悪い．血圧レベルを下げすぎると胎児機能不全が発生しやすいので，血圧レベルを 140〜160/90〜110 mmHg に保つように心がける．妊娠高血圧腎症と診断がつけば入院管理が必要である．

③妊娠後半期の妊婦が，嘔吐，上腹部痛を主訴に受診した場合は，HELLP 症候群の可能性を第一に考え，血算，生化学検査を優先する．血小板減少，AST/ALT 上昇，LDH 上昇がみられれば HELLP 症候群と診断できる．HELLP 症候群は，妊娠高血圧症候群に合併することが大部分であるが，妊娠高血圧症候群がなくても発生することがある．凝固系の異常，とくにアンチトロンビンの低下がみられることも多く，DIC を併発しやすい．多胎では単胎に比べ HELLP 症候群の発生リスクが高い．これらの疾患は，産褥期に発生する場合もあるが，大部分は妊娠中期から後期に発症する．妊娠・分娩中に発生した HELLP 症候群では，母児救命のため急速遂娩を行う．

④妊婦が頭痛を訴えた場合，NSAIDs は禁忌なので，アセトアミノフェンを処方する．普段頭痛を訴えない妊婦が妊娠中期以降に受診した場合，まず，血圧測定と尿検査を行う．高血圧あるいは蛋白尿がみられた場合，妊娠高血圧症候群を発症している可能性がある．

⑤妊婦の痙攣に遭遇した場合，まずは子癇，脳出血の可能性を第一に考え，可能であれば頭部 CT を優先し，その後，搬送先を決めるのがよい．子癇は痙攣が1回のみのことが多いが，重症では脳出血を合併したり，後遺症を残したりすることがある．脳血流調節の破綻が関与していると推測されている．重症高血圧を認めた場合は降圧剤を投与する．子癇では，再発防止のため硫酸マグネシウム 4 g をゆっくり静脈注射し，その後 24 時間は 2 g/時の速度で継続する．

1）妊娠高血圧腎症（PE）の取り扱い[4]

①原則として入院管理を行う．
②早発型（32 週未満発症例）は低出生体重児収容可能施設と連携管理を行う．

③母体の身体所見・血液検査所見と胎児の発育・健康状態を定期的に評価し適切な分娩時期を決定する．
④腹痛（上腹部違和感）や頭痛を訴えた場合，血圧を測定し子癇発症予防に努めるとともに，HELLP症候群・常位胎盤早期剥離にも注意し検査（血液検査，NST，超音波検査）を行う．
⑤36週以降の妊娠高血圧腎症軽症の場合，分娩誘発を考慮する．
⑥経腟分娩時は，血圧を定期的に測定するとともに，緊急帝王切開が行えるよう準備しておく．
⑦分娩中は分娩監視装置を用いて連続的胎児心拍数モニタリングを行う．

2）子癇の取り扱い
《子癇の前駆症状》[3)]
①妊娠高血圧症候群の症状：血圧の急上昇（SBP>180 mmHg），尿量減少，急激な重症蛋白尿．
②脳・神経症状（80％にみられる）：頭痛，頭重，不穏状態，腱反射亢進
③眼症状：眼華閃発，視力減退，複視，眼球振盪
④胃腸症状：心窩部痛，悪心，嘔吐

などがあげられるが，決定的な症状はない．高血圧妊婦にこのような症状があれば子癇の前駆症状と考える．

[2] HELLP症候群

　HELLP症候群は，hemolysis, elevated liver enzymes, low platelet countの頭文字をとって付けられた疾患概念で，診断がつき次第急速遂娩が決定される．妊娠高血圧症候群との関連が強い．HELLP症候群は分娩後急速に回復に向かうことが多いが，重篤な合併症や基礎疾患が存在すると，分娩後もHELLP諸症候が遷延し，時には致死的状態に至ることもある．HELLP症候群では，多彩で重篤な合併症がみられることが多い．HELLP症候群の血小板数減少，肝酵素上昇は通常発症後2日ごろにピークを迎え，その後は軽快することが多い．それ以外の経過をたどる場合は他の疾患の存在を考える必要がある．

1．鑑別と診断

　HELLP症候群は，全妊婦の0.2～0.6％に発生し，重症妊娠高血圧腎症の10～20％に合併する[3)]．典型的なHELLP症候群では，右上腹部痛または心窩部痛，嘔気・嘔吐がみられる．現在，HELLP症候群の診断には，TennesseeシステムとMississippiシステムが提唱されている（表2）．

2．管　理

　HELLP症候群と診断された場合は，妊娠34週未満の発症であっても，ステロイド投与で肺成

表2 HELLP症候群の診断基準

[Tennesseeシステム]
　AST>70 IU/L
　LDH>600 IU/L
　血小板数 <100×10⁹/L

[Mississippiシステム]
　AST>40 IU/L かつ LDH>600 IU/L
　上記に加えて，
　Class I：血小板数 <50×10⁹/L
　Class II：血小板数 50-100×10⁹/L
　Class III：血小板数 100-150×10⁹/L

AST=aspartate aminotransferase
LDH=alctate dehydrogenase

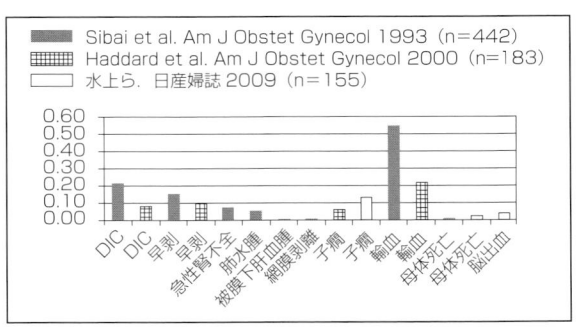

図1 HELLP症候群における重症合併症，輸血率，母体死亡率および脳出血率

熟を待たずに急速遂娩を決定することが多い．分娩後も24〜48時間は病態の悪化が持続する可能性があるため，肝機能，凝固線溶系検査および血圧，尿量に注意して管理する必要がある．とくに血小板数に対し，分娩後の変化も考慮に入れた麻酔法の選択を行う．われわれは，血小板数が5万弱で脳出血を起こしたHELLP症候群を経験している[5]．HELLP症候群では，図1に示したように，種々の重篤な合併症を併発しやすく，とくに，脳出血を合併すると死亡につながりやすい[5]．

●文　献

1) Duckitt K, Harrington D. Risk factors for pre-eclampsia at antenatal booking : systematic review of controlled studies. BMJ 2005 ; 330 : 565.
2) 大口昭英，松原茂樹．妊娠高血圧腎症と可溶性Flt-1．血管医学 2007 ; 8（2）: 135-143.
3) 日本妊娠高血圧学会編．妊娠高血圧症候群（PIH）管理ガイドライン2009，メジカルビュー社，東京，2009.
4) 日本産科婦人科学会・日本産婦人科医会編．産婦人科診療ガイドライン―産科編2011，日本産科婦人科学会，東京，2011.
5) 大口昭英．安全な産婦人科医療を目指して―事例から学ぶ，医療安全対策シリーズ，重症の産科合併症．HELLP症候群の診断と対応（児娩出後の悪化への対応）．日産婦誌 2010 ; 62（9）: N273-N277.

〈自治医科大学産科婦人科学　大口　昭英〉

【8】前置胎盤，常位胎盤早期剥離

Key Points
1) 妊娠中から分娩終了まで常に目が離せない疾患である．
2) 経腟超音波による診断が有用であり，32週までに診断する．
3) 既往帝王切開後妊娠の前置胎盤は，癒着胎盤に注意！
4) 輸血を十分に準備して分娩に望む．

[1] 前置胎盤

前置胎盤とは，胎盤が子宮の下方にある赤ちゃんの出口（内子宮口）を覆ってしまう状態をいう．出口がふさがっていて児が出られないため，帝王切開での分娩となる．

1. 背 景

分娩100〜500例に1例（0.26〜0.57％），妊娠回数の多さ，帝王切開の既往，喫煙，多胎妊娠，高齢妊婦などが関連．

前置胎盤のリスク因子
①子宮内瘢痕形成による着床部位異常：既往帝王切開，流産手術，筋腫核出，経産・多産，不妊治療，子宮内膜炎既往による子宮内瘢痕
②子宮内膜萎縮による着床部位異常：母体高年齢，喫煙，子宮内膜炎既往による子宮内膜萎縮
③子宮腔の変形・制限による着床部位異常：多胎，子宮筋腫合併，子宮奇形

2. 分 類

出口にかかる胎盤の程度によって分類（図1）[1]．
①全前置胎盤：胎盤が内子宮口を完全に覆うもの
②一部（部分）前置胎盤：胎盤が内子宮口の一部を覆うもの
③辺縁前置胎盤：胎盤の下縁が内子宮口縁に達しているもの
　全前置胎盤は大出血しやすく，帝王切開の分娩でも母体にとって高いリスク．

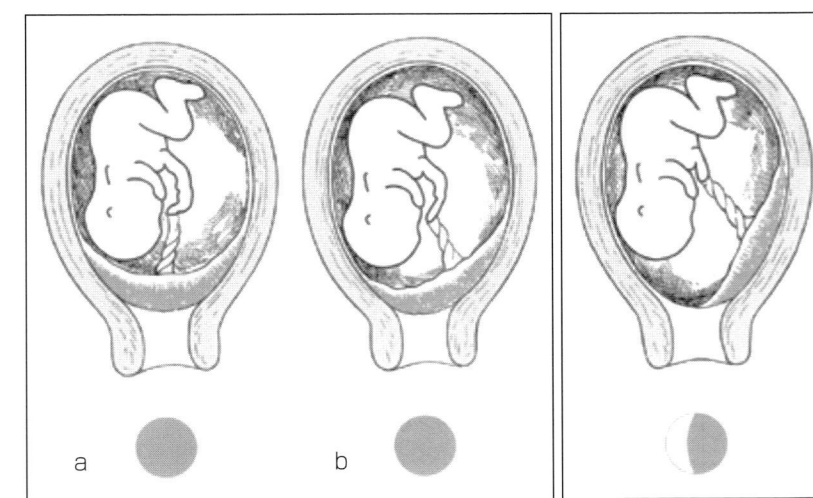

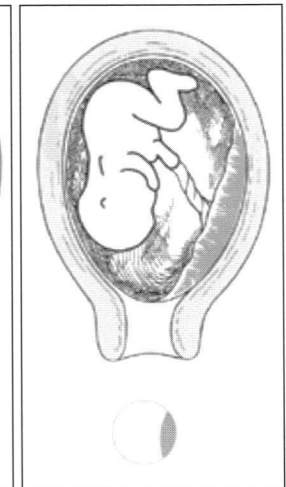

【8】前置胎盤，常位胎盤早期剥離

全前置胎盤　　　　　　部分前置胎盤　　　辺縁前置胎盤

図1　前置胎盤（文献1）最新産科学 異常編より引用）

※低置胎盤：胎盤の一部が子宮峡部に付着しているが，下縁が子宮口に触れていないもの．胎盤の端から内子宮口までが2cm以内の場合は，帝王切開になることが多い．

3．診　断

妊娠30週以降に経腟超音波によって行う．
　※妊娠初期に胎盤が子宮の出口に近くても，大きくなるにつれ位置関係が変わる．
　超音波で疑った場合，MRIを併用する場合もある．
↑
既往帝王切開後の前置胎盤の場合は，有用．

4．症　状

痛みを伴わない．突然の出血（警告出血）が有名．妊娠中期以降．
　⇦子宮の収縮に必ずしも関連しない．
分娩時（帝王切開）に児を取り出した後，胎盤娩出時に出血量が多い．
　⇦子宮口付近の収縮力が弱いため
胎児の下降が妨げられるため胎位異常が多い．

5．治　療

前置胎盤の診断がついたら，帝王切開の日程を決定．

自己血貯血

陣痛発来前に入院，やや早めに手術．
・出血がない場合：全前置胎盤は28週以降，遅くても34週には入院管理．
　　出血・陣痛がなければ36週以降に予定帝王切開．
・出血がある場合：入院安静．子宮収縮抑制薬．
　　妊娠36週になるか，出血コントロールができなくなったら帝王切開．

● 「産婦人科診療ガイドライン・産科編」で〜推奨度がAまたはBのもの
・前置胎盤の診断・管理は？
1) 前置胎盤は妊娠中期超音波検査にて「前置胎盤」診断を行い，31週末までに経腟超音波で「前置胎盤」の診断を行う．〈推奨度B〉
2) 癒着胎盤の合併を考慮する．とくに帝王切開の既往がある場合は注意する．既往帝王切開創が胎盤に近い場合はとくに注意する．〈推奨度B〉
3) 前回帝王切開創を胎盤が覆っている場合には，癒着胎盤有無を慎重に評価する．〈推奨度B〉
4) 予定帝王切開は妊娠37週までに行う．〈推奨度B〉
5) 予定帝王切開は輸血（自己血あるいは同種血）ができる体制を整えて行う．ただし，緊急帝王切開の場合には，手術と平行して輸血の準備を進める．〈推奨度A〉
6) 輸血と子宮摘出の可能性について説明しておく．〈推奨度A〉

[2] 癒着胎盤

癒着胎盤は胎盤組織の一部（絨毛）が脱落膜を貫通して子宮の筋肉の内側に入り込んでいる状態．

分娩前には正確な診断が難しく，児娩出後に胎盤がなかなかはがれないために判明することがほとんど．

リスク因子
①前置胎盤（子宮下部では胎盤と子宮の境目になる膜形成が悪い）
②帝王切開での出産経験，経産婦
③子宮内容除去手術の経験（妊娠中絶，流産など）
④多胎妊娠
⑤高齢
⑥頻産婦
⑦喫煙妊婦

1) 症　状

はがれかかった胎盤から大出血，止血困難．　⇨母体の命にかかわる場合：輸血，子宮摘出

【8】前置胎盤，常位胎盤早期剥離

表1　前置胎盤と常位胎盤早期剥離との鑑別診断[3]

	常位胎盤早期剥離	前置胎盤
疼痛	あり	なし
出血	内外出血，外出血は比較的少量，破水後も止まらない	外出血，一定の間隔をもって反復，多量，破水後止まる（辺縁前置胎盤）
	外出血は間欠時に強い	外出血は発作時に強い
合併症状	浮腫，蛋白尿あり	通常なし
外出血量と症状の軽重	外出血量に並行しない	外出血量に並行する
胎動，心音	消失（または減弱）	不変
子宮，腹壁	子宮は増大，圧痛，腹壁は緊張（板状硬）	異常なし
胎児	触れにくい	普通
陣痛	不定	正常
内診	卵膜は緊張するが，その他異常なし	卵膜は弛緩し，子宮口に胎盤を触れる

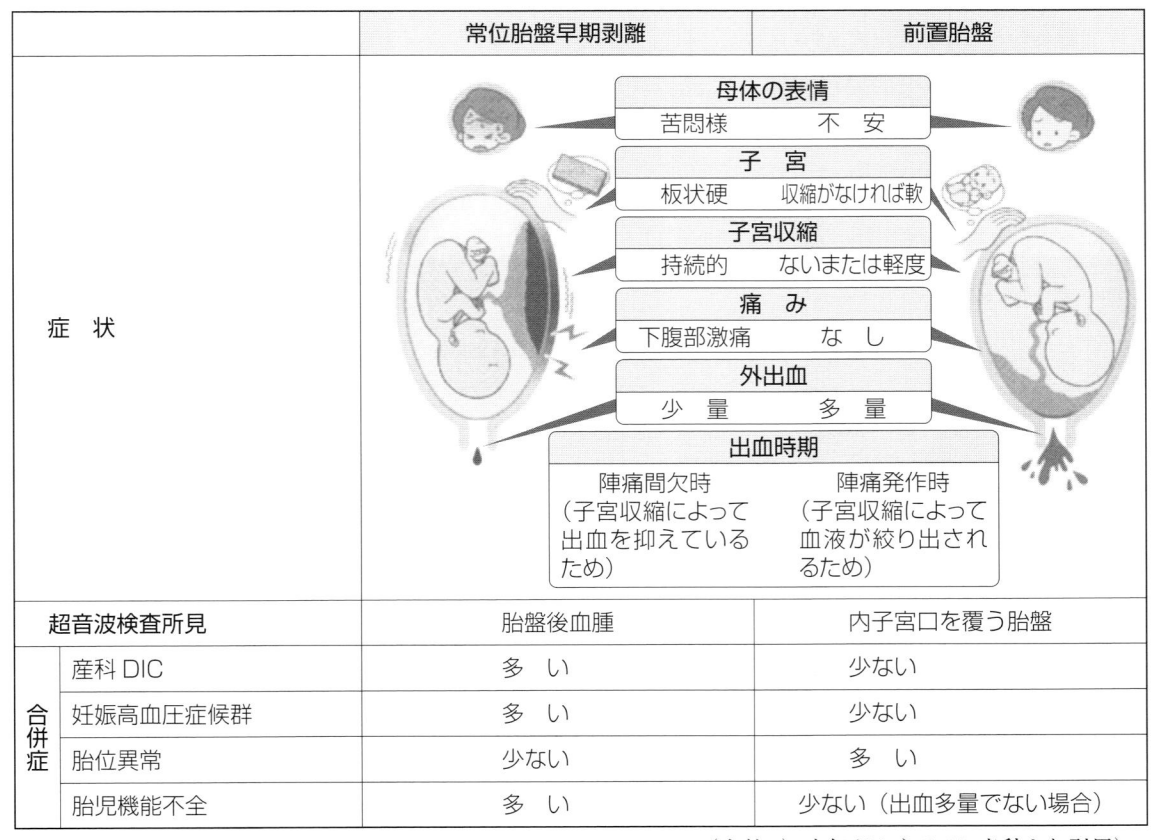

		常位胎盤早期剥離	前置胎盤
症状	母体の表情	苦悶様	不安
	子宮	板状硬	収縮がなければ軟
	子宮収縮	持続的	ないまたは軽度
	痛み	下腹部激痛	なし
	外出血	少量	多量
	出血時期	陣痛間欠時（子宮収縮によって出血を抑えているため）	陣痛発作時（子宮収縮によって血液が絞り出されるため）
超音波検査所見		胎盤後血腫	内子宮口を覆う胎盤
合併症	産科DIC	多い	少ない
	妊娠高血圧症候群	多い	少ない
	胎位異常	少ない	多い
	胎児機能不全	多い	少ない（出血多量でない場合）

（文献3）病気がみえる10．産科より引用）

2）処 置
①用手剥離
②帝王切開時など：子宮摘出，胎盤を剥がさず残したまま縫合．
③胎盤遺残⇨子宮温存療法〜メソトレキセート，子宮動脈塞栓術（uterine artery embolization；UAE）

[3] 常位胎盤早期剥離（「早剥」と略す）

> **Key Points**
> 1) 産科医が最もあわてる（迅速に対応せねばならぬ）疾患の一つ．
>   ➡早剥を診断し，顔面「蒼白」になる．
> 2) 教科書的超音波所見が必ずしも出ないことがある．
> 3) 急速遂娩のタイミングを遅らせてはいけない．
> 4) DICの発症を十分に予測し，対応する．

　常位胎盤早期剥離は出産が完了する前に，なんの前触れもなく胎盤が突然はがれてしまい，その部分に出血が起こる（胎盤後血腫）状態．
　100〜200分娩に1例，重症例（死産となるような）は500〜750分娩に1例，妊娠32週以降に多いとされるが，いつでも起こりうる可能性．

1. 原　因

　はっきりわかっていないが，母体高血圧，妊娠高血圧症候群，前期破水，喫煙などが関連．
リスク因子
①早剥の既往
②妊娠高血圧症候群，高血圧合併妊娠
③急速な子宮内圧低下（羊水過多，多胎）
④子宮壁への外力（打撲，外回転術）
⑤臍帯過短
⑥子宮奇形，子宮腫瘍（子宮筋腫）
⑦喫煙
⑧薬物（コカイン，アスピリン）
⑨高齢妊娠，多産
⑩代謝異常（葉酸欠乏，高ホモシステイン血症）
⑪感染（絨毛膜羊膜炎）
⑫下大静脈圧迫によるうっ血

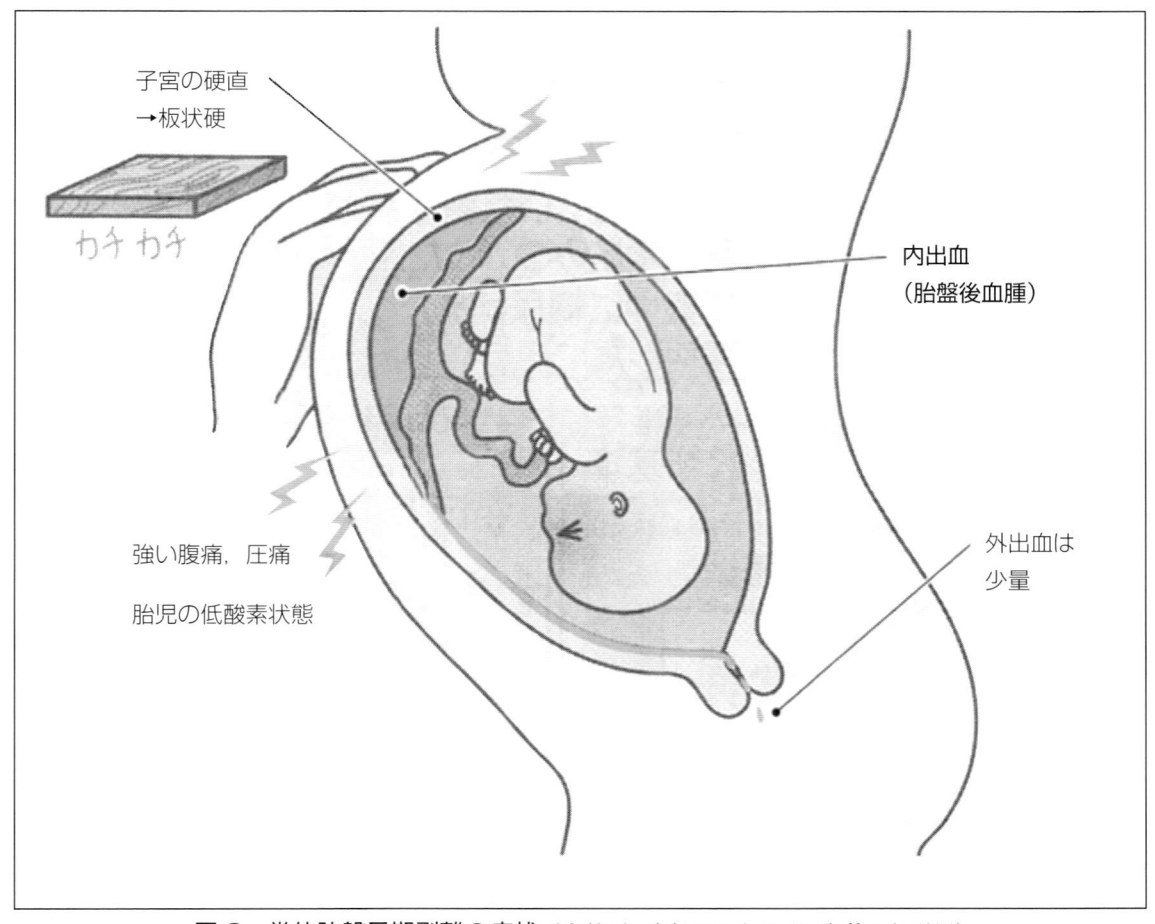

図2　常位胎盤早期剥離の症状（文献3）病気がみえる 10. 産科より引用）

⑬胎盤血管腫
　⇨前回が早剥だと，次回妊娠での再発率が高い（5.5〜16.6％）．

2. 症　状（図2）

1）性器出血（外出血）
①赤褐色，陣痛間欠時に増量傾向．
②外出血より内出血（胎盤後血腫）が多量．
③時に外出血なし．
④時に血性羊水．

2）子宮の圧痛・腹痛，頻回な子宮収縮
①不規則・頻回の子宮収縮．
②持続的子宮収縮，子宮筋トーヌス上昇．

③子宮の自発痛・圧痛.
④腹壁（子宮壁）が板状硬.
- 3）急性貧血症状，ショック症状，DIC（disseminated intravascular coagulation，播種性血管内血液凝固）症状

①胎盤からの出血は，量が多い場合や少ない場合.
②痛みは陣痛や前駆陣痛のように規則的ではなく，持続することが多い.
　⇨すべて出る場合もあれば，ない場合もある.

重症度分類（Page の分類）

重症度		症状	胎盤剥離面	頻度
軽症	第0度	臨床的に無症状 児心音はたいてい良好 娩出胎盤観察により確認	30％以下	8％
	第1度	性器出血中等度（500 mL）以下 軽度子宮緊張感 児心音時に消失 蛋白尿はまれ	同上	14％
中等度	第2度	強い出血（500 mL）以上 下腹痛を伴う，子宮硬直あり 胎児は死亡多い 蛋白尿時に出現	30〜50％	59％
重症	第3度	子宮内および性器出血著明 子宮硬直著明，下腹痛 子宮底上昇 胎児死亡 出血性ショック，凝固障害 子宮漿膜面血液浸潤（Couvelaire 子宮） 蛋白尿陽性	50〜100％	19％

（文献1），4）を参考に作成）

3．診　断

1）胎児心拍陣痛モニター，子宮収縮，胎盤機能不全をチェック.
　①一過性頻脈の減弱または消失
　②基線細変動の消失

③遅発一過性徐脈
　　④頻脈
　　⑤遷延性徐脈
　　⑥さざ波様子宮収縮（頻回・不規則な弱い収縮波）または持続性子宮収縮
 2）超音波：胎盤の剥離像がないかをチェック
　　①子宮壁と胎盤の間の echo free space，血腫像
　　②胎盤の肥厚・隆起像；胎盤の厚さ 55 mm 以上で疑う．
　　③胎盤辺縁部の膨隆・剥離像．
 3）末梢血検査：貧血，血小板↓，フィブリノーゲン↓，赤沈遅延，
　　FDP↑，Dダイマー↑，AT-Ⅲ↓，TAT↑，
　　　⇨確定診断が非常に難しい．

4．治　療

1）剥離した胎盤は元に戻らない➡妊娠の終了が治療
2）急を要する場合や胎児の状態が悪い場合は帝王切開
3）症状が軽く，胎児心拍が正常範囲で，分娩終了まで短時間と考えられる場合は，手術の準備をしながら分娩観察．
　・輸血・輸液：赤血球液，新鮮凍結血漿，血小板輸血
　・抗DIC療法：低分子ヘパリン，AT-Ⅲ製剤，FOY など

5．合併症

・大量出血　　⇨ DIC ショック
・弛緩出血　　⇨場合により子宮摘出が必要
　● 「産婦人科診療ガイドライン・産科編」[5] で～推奨度が A または B のもの
　・常位胎盤早期剥離（早剥）の診断・治療は？
1）妊娠高血圧症候群，早剥既往，切迫早産（前期破水），外傷（交通事故など）は早剥の危険因子であるので注意する．〈推奨度 B〉
2）妊娠後半期に切迫早産様症状（性器出血，子宮収縮，下腹部痛）と同時に異常胎児心拍パターンを認めたときは早剥を疑い以下の検査を行う．
　・超音波検査〈推奨度 B〉
　・血液検査（血小板，アンチトロンビン活性，FDP，Dダイマー，フィブリノゲン，AST，LDH など）〈推奨度 B〉
3）早剥と診断した場合，母児の状況を考慮し，原則，急速遂娩を図る．〈推奨度 A〉
4）母体に DIC を認める場合は，可及的速やかに DIC 治療を開始する．〈推奨度 A〉

5) 早剥による胎児死亡と診断した場合，DIC 評価・治療を行いながら，施設の DIC 対応能力や患者の状態などを考慮し，以下のいずれかの方法を採用する．〈推奨度 B〉
　・オキシトシンなどを用いた積極的経腟分娩促進
　・緊急帝王切開

●文　献
1) 荒木　勤．最新産科学 異常編．改訂第 20 版．文光堂，2003；pp85-91, pp93-99.
2) 日本産科婦人科学会・日本産婦人科医会編．産婦人科診療ガイドライン—産科編 2011．日本産科婦人科学会，2011；pp104-107.
3) 病気がみえる 10. 産科．メディックメディア，2012；pp104-113.
4) 日本産科婦人科学会編．若手のための産婦人科プラクティス 2012 年度版．日本産科婦人科学会，2012；pp182-186.
5) 日本産科婦人科学会・日本産婦人科医会編．産婦人科診療ガイドライン—産科編 2011．日本産科婦人科学会，2011；pp125-129.

〈かみいち総合病院産婦人科　新井　昇〉

【9】妊娠中の他科合併症

> **Key Points**
> 1) 妊娠は母体に著しい生理的変化を起こすため,合併症が悪化し得る.
> 2) 妊娠継続可否についての適切な判断が最重要事項.
> 3) 他科専門医師と産婦人科医との緊密な連携が必要不可欠である.

「妊娠中の他科合併症」とは,妊娠に伴って起こる他科の病気を指す.この中には,①もともと病気を持っている人が妊娠した場合と,②妊娠中に病気になった場合とがある.

①の場合,かかりつけ医は妊娠分娩が可能であるかについて,妊娠前もしくは妊娠判明時に判断する必要がある.妊娠によって合併症が悪化する可能性があるからだ.

また,②の場合は,病気の治療をしながら,妊娠をうまく維持していくことが重要である.妊娠による生理的変化が契機となって発症する疾患においては,根本的治療が「妊娠の終了(胎児の娩出)」しかない場合も多い.

児の未熟性と母の疾患悪化とのせめぎあいになる.どの時期まで妊娠を維持できるか,難しい判断を迫られる.

本稿では,数ある他科合併症のうち,代表的な循環器(心)疾患,呼吸器疾患,消化器疾患,血液疾患,糖尿病合併妊娠について解説する.

[1] 循環器疾患(心疾患)合併症

心疾患合併妊娠は,全妊婦の約1%に存在する.妊娠すると循環血液量や心拍出量が増加し,妊娠30週前後で心臓の負担が最大になる.また,分娩直後には子宮収縮と下大静脈の圧迫解除により静脈還流が一時的に増加する.

この二つの時期(妊娠30週前後と分娩直後)には心疾患が増悪(うっ血性心不全や肺水腫)しやすいので,とくに要注意である.妊娠中は心不全徴候やEisenmenger症候群に注意し,これらの症状出現時は入院管理する.早期の児娩出を選択することも多い.

心疾患患者の妊娠可否基準

心疾患のある婦人が妊娠した場合,妊娠可否判断は最も重要である.代表的な妊娠許可基準としては,ADL(activities of daily living, 日常生活動作)の制限程度に基づくNew York Heart Association（NYHA）機能分類がある[1), 2)]．NYHA class II 以下では妊娠が許可されることが多い．NYHA class I でも左室駆出率が低下している場合は，心機能予備能が低下していると考え，運動負荷試験後に評価する．

　Marfan 症候群で大動脈拡張径が 44 mm 以上の場合も妊娠を避けさせる．また，心疾患別の母体死亡率に基づく米国産婦人科学会の分類では，肺高血圧症，弁病変を伴う大動脈縮窄症，大動脈病変を伴う Marfan 症候群は，母体死亡率が 25〜50％ と高いため，妊娠は避けるべきとされている．

[2] 呼吸器疾患合併症

　妊娠に合併する呼吸器疾患としては気管支喘息，呼吸器感染症，サルコイドーシスなどがあるが，圧倒的に気管支喘息の頻度が高いため，ここでは気管支喘息についてのみ述べる．

気管支喘息

　気管支喘息は，全妊婦の 3〜8％ に合併する．妊娠 29〜36 週にかけて増悪し，37 週を過ぎると症状が安定しやすい．妊娠中の急性発作は妊娠 17〜24 週に多いとの報告がある．これは妊娠判明に伴い，吸入ステロイドなどを自己中止したためである，との指摘がある[3)]．適切な喘息コントロールが行われた場合には，喘息のない妊婦と変わらない周産期予後が得られると報告されている[3)]．

　このため，気管支喘息治療の基本は，「喘息コントロールが良好であれば，現在の治療を継続する」である．一般的に喘息治療に用いられている吸入ステロイドやテオフィリン製剤，短時間作用型 $β_2$ 刺激薬（SABAs）などは，いずれも妊娠中も問題なく使用できる[3)]．

[3] 消化器疾患合併症

　消化器合併症は，妊娠中に最も多く遭遇する．代表的なものとしては，炎症性腸疾患，虫垂炎，腸閉塞などである．また妊娠初期の悪阻（つわり）は妊娠合併症であるが，さまざまな他科合併症につながるリスクが高いので，この項で触れておく．

　以下，それぞれについて解説する．

1）炎症性腸疾患

　潰瘍性大腸炎やクローン病は，発症年齢が妊娠適齢期と重なりやすいため，その合併妊娠例にしばしば遭遇する．寛解期にあるこれらの疾患患者が妊娠しても，妊娠中に再燃する割合は上がらないが[4), 5)]，活動期の場合は増悪する可能性があり，週数によっては妊娠の終了（termination）を選択せねばならないケースもある．

　したがって，できるだけ一定期間の寛解期を経たうえで妊娠すべきである（計画妊娠）．

2）虫垂炎

妊娠中の右下腹部痛では，虫垂炎を鑑別する必要がある．まず，虫垂炎を想起できるかどうか，がポイント．虫垂は子宮の増大に伴って頭側に移動し，さらに子宮に邪魔されて腹部身体所見が取りにくい．そのため，腹膜刺激の身体所見に乏しいことがある．

また，放射線被曝や造影剤を危惧するあまり，初期診断が遅れる可能性がある．

穿孔性虫垂炎の頻度は非妊娠時の4～19％に対し，妊娠時では14～43％と高く，母体死亡の報告もある．したがって，虫垂炎を疑う場合は，超音波検査やCTを適宜使用し，早期発見・早期治療を心がける．

3）腸閉塞

下腹部手術の既往があり，もともと腹腔内の癒着があった妊婦は，子宮の増大によって癒着部位が移動し，妊娠中に腸閉塞を示す例がある．近年，帝王切開率の上昇に伴って，既往帝王切開後妊婦が多くなった．腸閉塞は，術後長期間経過後にも起こる．既往帝王切開妊婦が次の妊娠時に腸閉塞を発症したケースも散見される．

したがって，腹部手術既往のある妊婦で，腹痛，嘔気，嘔吐がある場合，排ガスの有無にかかわらず腸閉塞を念頭に置き，腹部X線撮影を行う．

4）妊娠悪阻

妊娠悪阻は，一般に言う「つわり」症状が重症化したものである．代謝・栄養障害，体重減少，脱水，ケトアシドーシスなどの症状を引き起こし，治療が必要となる状態である．治療は絶食・補液が基本だが，補液の際は，Wernicke脳症予防のため，糖分の他にビタミンB_1を添加する．これは絶対に忘れてはならない．嘔吐が著しい場合は，メトクロプラミドやピリドキシンが嘔吐抑制・軽減に有効とのデータがある．

妊娠悪阻に起因する脱水は，さまざまな疾患を引き起こす．とくに注意しなければならないのは，深部静脈血栓症（deep venous thrombosis；DVT）と胆泥である．DVTは，妊娠末期に子宮が増大し，下肢の静脈血流がうっ滞したときに起こることで有名だが，妊娠初期の脱水時期（つわり時期）にも発症のピークがあることを知っておく必要がある．

重症妊娠悪阻で脱水と長期絶食が続くと，胆泥が貯留し，黄疸を示すことがある．われわれは，妊娠悪阻に伴い胆泥・肝機能異常・黄疸が出現し，悪阻の改善とともに両者が速やかに改善した症例を経験し報告した[6]．このケースでは，経口摂取後に，黄疸・胆泥が急速に改善した．したがって，黄疸出現時には基礎疾患の検索はもちろん重要であるが，妊娠悪阻によって胆泥とともに黄疸がみられる症例では，妊娠初期でもあることから侵襲的検査は慎重に行うべきである．

[4]血液疾患合併妊娠

妊娠中は，非妊時に比べ貧血や血小板減少などの生理的血液変化を認める．合併しうる血液疾患

としては，再生不良性貧血や血小板減少症，先天性凝固異常症などがある．再生不良性貧血は，寛解状態で妊娠しても約20％に再燃するリスクがあるため注意を要する[7]．先天性凝固異常は，不育症や流産との関連が深く，また静脈血栓症を発症するリスクが高い．血小板減少症は，妊娠中に鑑別すべき最重要血液疾患である．これについて述べる．

血小板減少症

妊娠中に認められる血小板減少症は，妊娠性血小板減少症，特発性血小板減少性紫斑病（idiopathic thrombocytopenic purpura；ITP）などがあげられる．なかでも妊娠性血小板減少症は，妊娠後期に多く認められ，分娩後に軽快する．通常は5万までの低下であり，経過観察できる場合が多い．妊娠初期の血小板数が低い例ほど，より低下の度合いが強い[8]．

妊娠中に血小板減少とともに，高血圧や上腹部痛を併発するときは，HELLP症候群を疑う．HELLP症候群は，Hemolysis（溶血），Elevated Liver enzyme（肝酵素上昇），Low Platelet（血小板減少）を3主徴とする症候群で，放置すると高率にDICに移行する．分娩（妊娠終了，termination）が唯一の治療であり，分娩後数日で症状は改善する．したがって妊娠中の血小板減少症では，血液生化学検査で肝酵素や溶血の有無を確認し，HELLP症候群でないことを必ず確認する．

ITPは妊娠中に血小板減少が進行し，分娩後に軽快することが多い．妊娠性血小板減少症と鑑別が難しいことがある．ITP合併妊娠では，分娩時多量出血の予防が最も重要である．血小板数が5万/μl以上あれば，分娩は安全にできると考えられているが，分娩時に5万/μlを下回りそうだと考えられる症例では，免疫グロブリンやステロイドを使用して，血小板数を回復させる．また，分娩直前に5万/μl以下の場合は輸血を準備する．輸血回数が増えると抗血小板抗体が作られやすくなり，次回血小板輸血の効果が減少する．血小板をいつ，どのように使うかは，今回の妊娠を切り抜けることだけでなく，次回受けるかもしれない血小板輸血をも見据えて，慎重に考える．

[5] 糖尿病合併妊娠

糖尿病人口の増加に伴い，糖尿病合併妊娠を管理する機会が増えている．糖尿病患者が妊娠すると，網膜症や腎症の悪化，ケトアシドーシスの増加など，母体合併症のリスクが増加する．糖尿病合併妊娠と似た言葉で「妊娠糖尿病（gestational diabetes mellitus；GDM）」があるが，これは「妊娠中に発生したか，または初めて認識された耐糖能低下」と定義され，別のものである．周産期合併症は糖尿病合併妊娠で多く，厳重な血糖管理が必要である．代表的な合併症として胎児形態異常があるが，血糖コントロールが悪い（HbA_{1c}が高い）ほど，そのリスクが高くなることが知られている（表1）[9]．少なくともHbA_{1c}（JDS値）を7.0未満（目標は6.0未満）になるまで避妊させ，網膜症や腎症を合併していないことを確認後に妊娠を許可する．

妊娠中の血糖コントロールには原則，インスリンが用いられる．最近ではメトフォルミンが用いられることもまれにある．妊娠20〜33週の妊娠糖尿病の女性751名にメトフォルミンとインスリ

表1 妊娠初期のHbA₁cと奇形の出現頻度

HbA₁c (%)	奇形例数	総数	奇形の出現頻度 (%)
~5.9	12	1,293	0.9
6.0~6.9	2	37	5.4
7.0~7.9	4	23	17.4
8.0~	4	25	16.0

HbA₁c 7%未満群（1.1%）と7%異常群（16.7%）との奇形出現頻度には，有意差あり（p<0.0001）．大阪府立母子医療センターによるデータ．

ンを比較したランダム化比較試験では，新生児低血糖，呼吸困難などの新生児合併症の発生率が両者とも32%と，差を認めなかった[10]．現在世界的に推奨されているコントロール許容値は，食前100 mg/dL未満，食後1時間140 mg/dL未満，食後2時間120 mg/dLであり，巨大児や新生児低血糖のリスクを避けるため，HbA₁c（JDS値）6.0未満を目標とする．

分娩後はインスリンの需要量が減少するため，低血糖に注意し，インスリンを減量または中止する．インスリンは乳汁中に移行しないため，インスリン注射中でも授乳できる．その場合，授乳の程度に応じて，カロリーとインスリンをコントロールする．母乳哺育児では肥満や糖尿病発生率が低いなど，授乳を推奨する意見のほうが多い．なお，授乳期間中は妊娠前の摂取カロリーに，付加カロリーとして450 kcal程度増加し，授乳が終われば元に戻すことも忘れてはならない．

【おわりに】

本稿で触れた疾患以外にも，種々の合併症を持つ妊婦が存在する．医学の進歩によって，さまざまな合併症を持つ女性も妊娠・出産することができるようになった．しかし，妊娠は母体に著しい生理的変化を引き起こすため，合併症が悪化して母体が危険にさらされることがある．

合併症全般について共通にいえることは，「妊娠してもよいかどうか」，「妊娠継続してもよいかどうか（妊娠継続可否）」を適切に評価する必要がある，という点である．合併症を持つ女性の疾患コントロールは産婦人科医だけでは難しい．当該疾患の専門医と産婦人科医との緊密な連携が必要不可欠である．産婦人科医と他科医師の協働によって，多くの合併症妊婦に元気な赤ちゃんを持たせてさしあげることができる．

●文　献

1) 循環器病の診断と治療に関するガイドライン．心疾患患者の妊娠・出産の適応，管理に関するガイドライン．Circulation J 2005；69：1267-1342.
2) 牧野康男，松田義雄．心疾患合併妊娠．周産期医学必修知識，第7版，周産期医学 2011；41（増刊号）：167-168.
3) 山本　亮，石井桂介，光田信明．呼吸器疾患合併妊娠．周産期医学必修知識，第7版，周産期医学 2011；41

（増刊号）：178-180.
4) Warsof SL. Medical and surgical treatment of inflammatory bowel disease in pregnancy. Clin Obstet Gynecol. 1983 ; 26 : 822-831.
5) Steinlauf AF, Present DH. Medical management of the pregnant patient with inflammatory bowel disease. Gastroenterol Clin North Am 2004 ; 33 : 361-385.
6) Matsubara S, Kuwata T, Kamozawa C, et al. Connection between hyperemesis gravidarum, jaundice or liver dysfunction, and biliary sludge. J Obstet Gynecol Res 2012 ; 38 : 446-448.
7) Tichelli AG, Socie G, Marsh J, et al. Outcome of pregnancy and disease course among women with aplastic anemia treated with immunosuppression. Ann Intrn Med 2002 ; 137 : 164-172.
8) Minakami H, Kuwata T, Sato I. Gestational thrombocytopenia: is it new? Am J Obstet Gynecol 1996 ; 175 : 1676-1677.
9) 井槌慎一郎，森川香子，竹山　智，他．コントロール不良な糖尿病合併妊娠の1例．日産婦関東連会報 2001 ; 38 : 417-427.
10) Rowan JA, Hague WM, Gao W, et al. Metformin versus insulin for the treatment of gestational diabetes. N Engl J Med 2008 ; 358 : 2003-2015.

〈自治医科大学産科婦人科学　桑田　知之〉

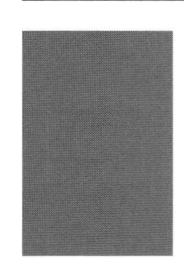

【10】異所性妊娠（子宮外妊娠）

Key Points
1）子宮外妊娠から異所性妊娠に呼称が変更になっている．
2）問診で妊娠や月経の返答はあてにならない．
3）主徴は女性，腹痛のみである．
4）子宮内の異所性妊娠は大量出血でショックになりやすい．

　日本産科婦人科学会は2009年から学術用語としての「子宮外妊娠」を「異所性妊娠」に変更した．理由の一つとして**子宮内妊娠でも異所性妊娠があり**，以前から混乱を招いていたためである．異所性妊娠は正常の子宮内腔以外の場所に受精卵が着床し発育する疾患で，全妊娠の1～2％程度に起こるとされている．多くは子宮外の卵管妊娠で95％を占める．子宮内にもかかわらず異所性とされるものには卵管間質部妊娠と子宮頸管妊娠，帝王切開子宮瘢痕部妊娠がある（図1）．これらは頻度の高い通常の卵管妊娠とは異なる臨床症状を呈するため留意が必要である．

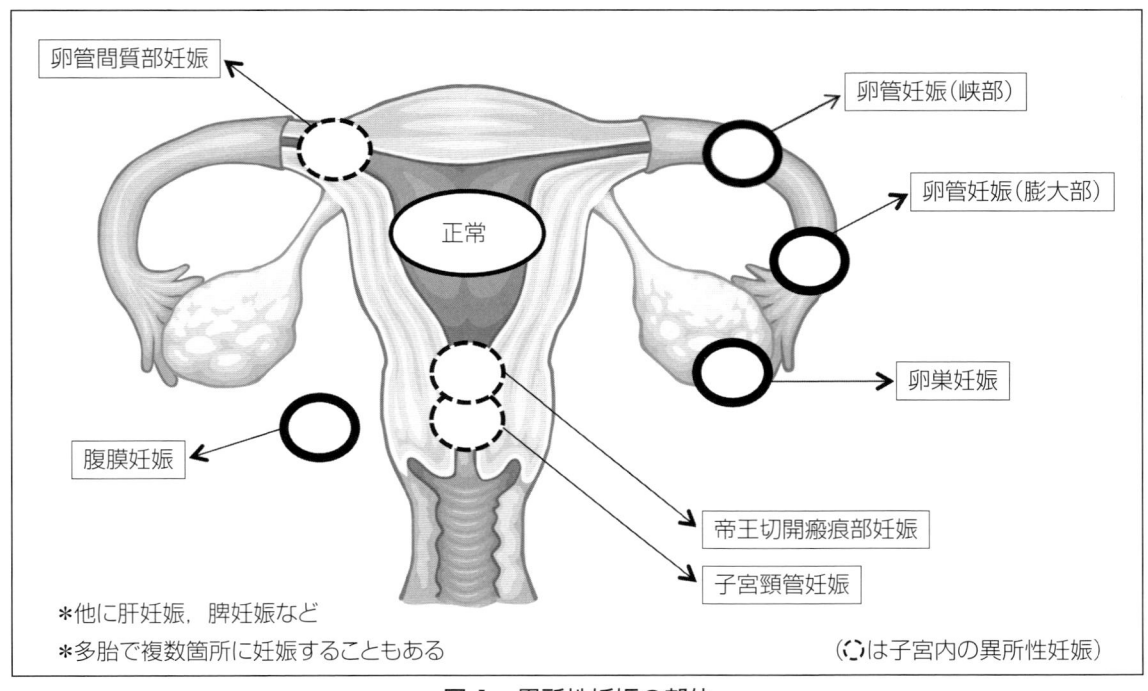

図1　異所性妊娠の部位

表1　異所性妊娠の部位による症状の違い

	異所性妊娠部位	腹痛の程度	破裂時の出血部位・量	重症度	頻度
子宮外	子宮外の卵管など	数時間から数日かけて徐々に増強	主に腹腔内	出血に応じさまざま	95%
子宮内	卵管間質部	数時間で著しく強い腹痛	主に腹腔内に大量	短時間でショックになりやすい	2%
	子宮頸管	軽度の腹痛か腹痛がない	腟からの大量出血	出血に応じさまざま	1%以下
	帝王切開瘢痕部	軽度の腹痛か腹痛がない	腟からの大量出血	出血に応じさまざま	1〜5%

[1] 問診のポイント

問診の最大のポイントは妊娠や月経の返答はあてにならないということである．

「先週月経があった」や「妊娠の可能性はない」という言葉を頼りにしてはならない．先週の月経は妊娠に伴う性器出血であり，妊娠の可能性がないというのは避妊をしていただけ，ということもしばしばである．外来でしつこく聞くより尿で妊娠反応をみたほうが確実で早い．ただし，後で述べるが，問診のうち現在の不妊治療の有無は重要な情報である．

[2] 症状のポイント

教科書的には無月経，不正性器出血および下腹痛が3主徴とされているが，問診の項で述べたように前二者はあまり信じてはいけない．**信頼できる異所性妊娠の主徴は女性でかつ腹痛が存在することの2点のみである**．腹痛の多くは下腹部に限局し徐々に強くなるが，悪阻のため胃部の不快感や嘔吐を伴うことがある．ただし，子宮内の異所性妊娠の中で**子宮頸管妊娠と帝王切開子宮瘢痕部妊娠は腹腔内出血ではなく腹痛を伴わない大量の外出血が主訴**となり得る．また子宮筋層内の卵管妊娠である卵管間質部妊娠は子宮内妊娠であるため，妊娠初期に正常妊娠と診断されているケースもある．しかし，いったん破裂すると，子宮筋層内の動脈断裂を伴うため，急激に大量に腹腔内に出血し，ショックで搬送されることもしばしばある（表1）．

子宮の正常部位妊娠であっても切迫流産による子宮収縮で腹痛を訴えることもあり，腹痛を来す各種疾患[1]を常に念頭に置いて問診する．

[3] 検査のポイント

1. 尿中ヒト絨毛性ゴナドトロピン（HCG）定性

外科医，総合医，一般医に最も求められるのは妊娠を疑い，尿中妊娠反応検査をすることであ

【10】異所性妊娠

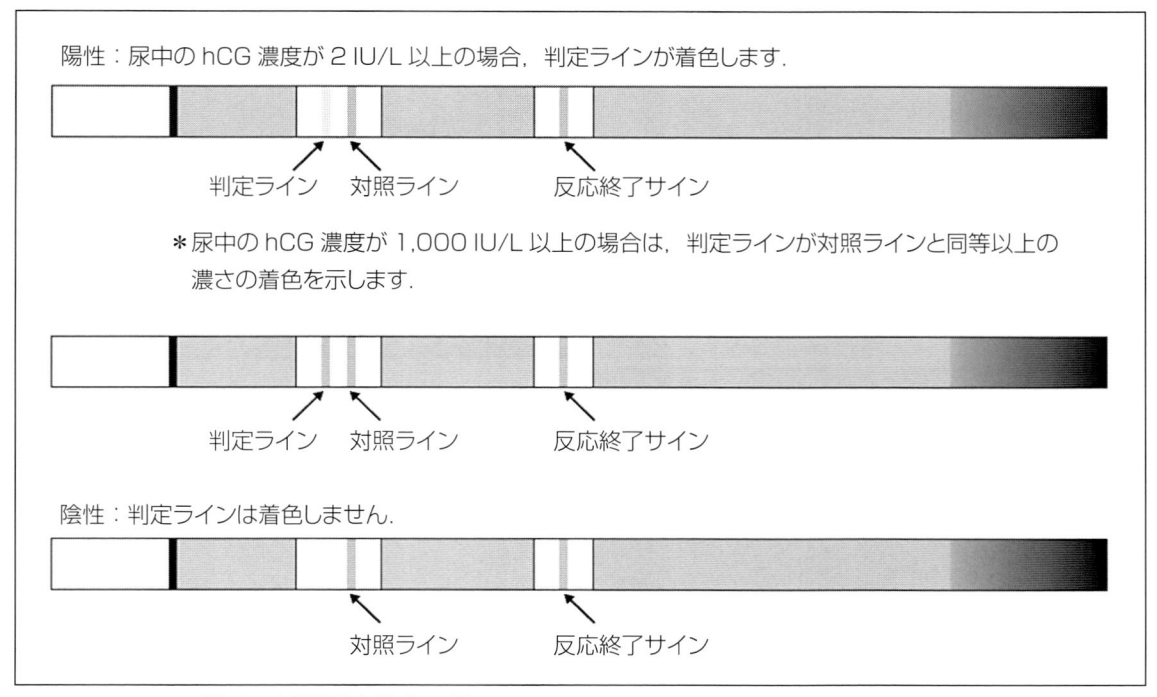

陽性：尿中の hCG 濃度が 2 IU/L 以上の場合，判定ラインが着色します．

　　　判定ライン　対照ライン　　反応終了サイン

＊尿中の hCG 濃度が 1,000 IU/L 以上の場合は，判定ラインが対照ラインと同等以上の濃さの着色を示します．

　　　判定ライン　対照ライン　　反応終了サイン

陰性：判定ラインは着色しません．

　　　　　　対照ライン　　反応終了サイン

図2　妊娠反応検査の例―ゴナスティック W（持田製薬株式会社提供）
＊尿中 HCG が 1,000 単位未満であれば子宮体部に胎嚢が観察できなくても異常とはいえない．

る．妊娠検査という言葉に抵抗感を持つ患者もいるため，救急外来など時間に制約がある場合はシンプルに「腹痛の原因を調べるので尿検査をします」と説明したほうがスムーズである．一般外来で説明時間がとれる場合でも，「妊娠と同じホルモンを作る卵巣腫瘍やがんがあるので**妊娠の可能性に関係なく尿検査が必要です**」と説明するほうがよい．卵巣腫瘍は異所性 HCG 産生腫瘍の一つであり，がんは絨毛がんのことを指しているが頻度は著しく低い．

　もう一つ，妊娠でないのに妊娠反応が陽性に出る状態がある．不妊治療の過程で HCG を筋注で投与されたケースで，投与後 2 週間程度は尿中にわずかだが HCG が排出される．不妊患者は増加しているため，**現在，不妊治療を受けているかの問診は大切である**．また不妊治療による妊娠は多胎の確率が高く，正常＋異所性妊娠の双胎もあり得る．

　少なくとも初経（10 歳前後）から 55 歳程度までは，腹痛の訴えがあれば，ルーチンに妊娠反応検査を行ってもよいと思われる．

　妊娠反応検査は尿中 HCG の定性を行う検査で，判定まで数分しか要せず，かつ低料金の検査である．さらに，キットによっては半定量可能である（図2）．1,000 単位以上かどうかは重要で，1,000 単位以上であれば超音波検査で子宮体部に胎嚢を確認できる可能性があり，1,000 単位未満では超音波で胎嚢が確認できなくても異常とはいえない．HCG の定量は，院内で行える施設でも結果が出るまで数時間かかることがあるため，半定量は初期の診断材料として有用である．

　妊娠反応が陽性の段階で産婦人科医へ連絡することが望ましい．ただし，産婦人科医がすぐに診察を行えない状況では，次の検査を考慮する．

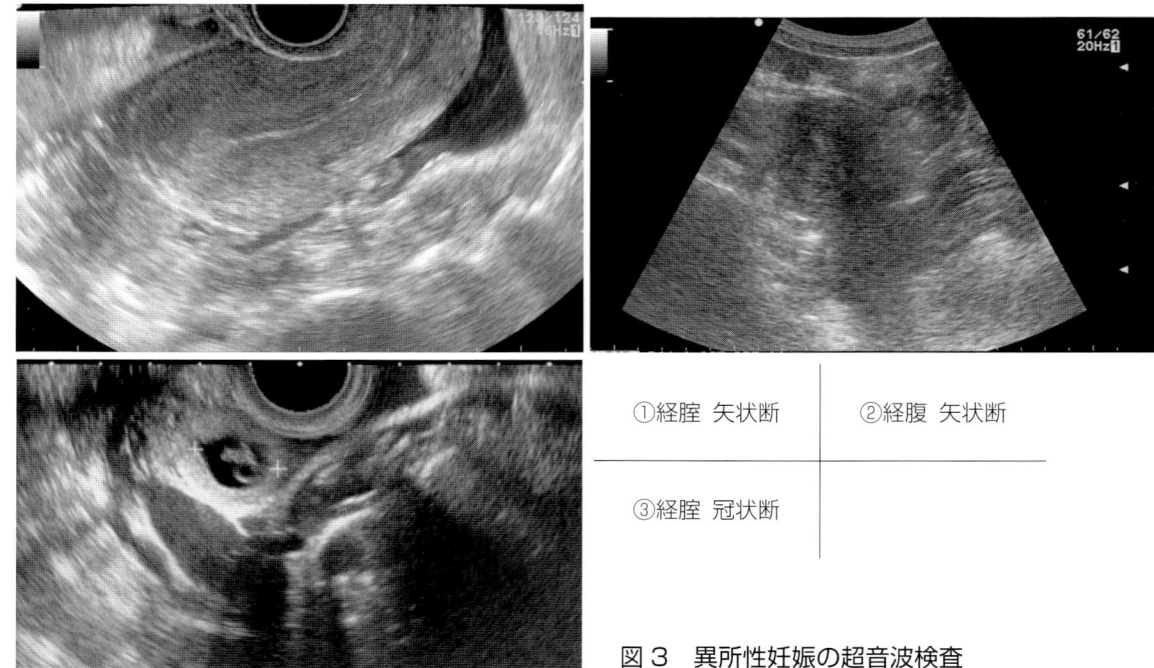

図3 異所性妊娠の超音波検査
①ダグラス窩に液体貯留，一部は高輝度で凝血塊が推定される．
②①と同じ症例であるが，経腹超音波でダグラス窩の液体ははっきりしない（排尿後）．
③子宮外の卵管に胎嚢と内部には胎芽も確認できる（胎嚢は17 mm）．

2．血液検査

貧血の有無を見るための血算や，血中または尿中のHCG定量検査を行う．強い腹痛や血圧の低下，頻脈がある場合は緊急手術に必要な項目の検査と交差血を追加する．

3．超音波検査

超音波検査は正常妊娠であっても胎児に影響がなく，必ず行うべき検査である．経腟超音波検査は産婦人科領域の診断では経腹超音波検査に比べ圧倒的に優位である（図3）．しかしながら，産婦人科医以外が行うことは通常困難である．

一方，経腹超音波検査は簡単に行え，かつ腹部全体を観察可能である．腹腔内の血液は仰臥位でダグラス窩に貯留するが，量が多い場合はモリソン窩周囲に達する．5 points methodはモリソン窩，脾腎境界面，ダグラス窩，両側傍結腸窩で超音波上の貯留液厚（cm）から腹腔内出血量（mL）を推定する方法で，計算式は腹腔内出血量＝（5か所の貯留液厚の合計）/5×1,000×体重 kg/60 kgである[2]．一方，量が少ない場合，描出はきわめて困難である（図3）．

子宮体部に胎嚢を見つけることは診断の一助となり得るが，卵管間質部妊娠の鑑別は困難なため経腹超音波検査で最終診断はできないことを意識する．膀胱内に尿が貯まっているほうが観察しやすく，排尿直後の診断は困難である．また，子宮後屈の場合は子宮体部の観察すら難しい．

4. CT検査

異所性妊娠の診断では必要性が低い．

5. ダグラス窩穿刺

経腟的ダグラス窩穿刺により腹腔内の血液貯留を証明する検査である．経腟超音波検査の精度向上や迅速なHCG定量検査により，ダグラス窩穿刺を行う機会はほとんどなくなった．

[4] 治療のポイント

腹腔内出血を伴う異所性妊娠では手術治療が行われ，腹腔鏡下手術が主流を占めつつある．保存的治療として葉酸代謝拮抗剤であるメトトレキサートが使われる場合もあるが保険適用はない．子宮頸管妊娠や帝王切開子宮瘢痕部妊娠では子宮動脈塞栓術も有用である[3]．

一部の異所性妊娠，とくに間質部妊娠では急速に大量の出血を起こすため，バイタイルサインに注意する．すでにショック状態の場合は急速輸液を行い，輸血を確保しつつ緊急手術を行う．

【おわりに】

異所性妊娠は症状出現前の早期に診断される例が増えてきているものの，いったん診断が遅れると妊婦死亡を招きうる疾患であることを再認識しておきたい[4]．したがって，女性の腹痛患者で妊娠反応陽性であれば，なるべく早く産婦人科医に相談するべきである．異所性妊娠の疑いがある場合は，決してそのまま帰宅させてはいけない．

●文　献
1) 大井朝子，今野　良．女性生殖器の異常―腹痛・腹部膨満．綜合臨牀 2011；60：1136-1139．
2) 川口新一郎，豊永　純，池田浩三．5 Points Method 腹腔内貯留液の超音波による定量診断式．救急医学 1983；7：993-997．
3) 中野　隆，谷村　悟，中島正雄，他．産科救急の診療―頸管妊娠．産婦人科治療 2010；100：649-653．
4) 日本産科婦人科学会・日本産婦人科医会．産婦人科診療ガイドライン―産科編2011．日本産科婦人科学会，2011；pp72-75．

〈富山県立中央病院産婦人科　谷村　悟〉

【11】女性の救急診療アプローチ法
—Primary Survey と Secondary Survey

Key Points
1) 重症患者の救急診療は primary survey (PS) と secondary survey (SS) の2段階で行う.
2) PSで生理学的異常をチェックし，必要ならば蘇生を行う．
3) PSのチェックと蘇生はA・B・C・D・Eで行う．
4) SSでは抜けがないように頭の先からつま先まで解剖学的異常をチェックし，根本的治療を行う．
5) PS・SSとも，preventable death を防ぐ重要な初期診療アプローチ法である．
6) 女性，とくに妊婦の生理学的変化と解剖学的変化に注意して救急診療を行う．
7) 妊婦では傷病者と胎児を同時に診療する必要があり，産科医との連携が必須である．

　救急診療アプローチの基本は傷病者の重症度と緊急度を迅速に判断し，生理学的異常と蘇生の要否を判断・実行する primary survey (PS) と，全身状態が安定したうえで解剖学的異常を全身精査し，根本治療を進める secondary survey (SS) の2段階からなる（図1）．従来の卒前・卒後の医学教育では SS のみが各診療科別に教授されてきたため，体系的に救急診療を修得した医師が少なく，preventable death（避け得た死），preventable complication（避け得た合併症）が大きな問題となっている．

　本稿では，男女にかかわらず救急診療に必須のアプローチ法（PS, SS）と，女性を意識した救急診療アプローチ法について述べる．

[1] Primary Survey (PS)[1), 2)]

1. Airway（気道開通確認と気道確保，A）

　普通に声が出れば気道開通，声がでない，嗄声・咳込みがあれば気道が開通していない（Aの異常）と判断する．Aの異常を認めたら，1) 酸素投与（重症例では100%酸素10 L/分），2) 口腔内吸引・口腔内異物除去，3) 用手的下顎挙上法，4) 気管挿管，5) 輪状甲状靱帯穿刺・輪状甲状靱帯切開の順に蘇生を実施する．

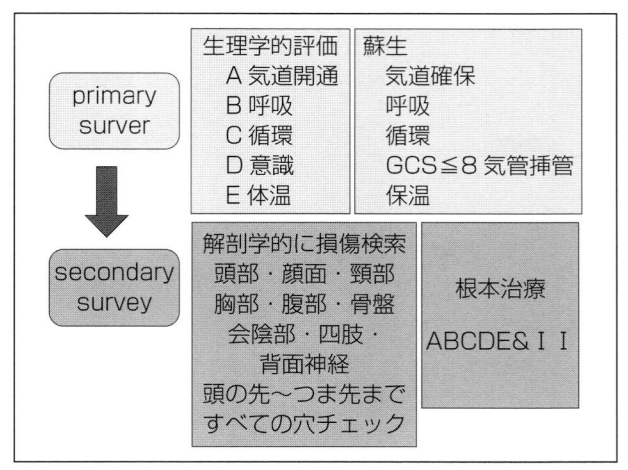

図1 重症患者初期診療アプローチの骨子
（文献1参照，文献2から引用）

2. Breathing（呼吸状態の評価と維持，B）

生理学的異常が現れやすい頸部と胸郭を評価する．頸部では1）頸静脈怒張，2）気管偏位，3）呼吸補助筋を使った努力様呼吸の3点を評価する．胸部では見て（呼吸様式，呼吸数，胸郭運動の左右差，SpO_2），聞いて（呼吸音の左右差），触って（左右胸郭の圧痛，皮下気腫，胸郭の動揺性），叩いて（鼓音・濁音）チェックする．救急疾患で頸静脈怒張を見たら，緊張性気胸・心タンポナーデ・肺動脈血栓塞栓症・重症心不全・喘息重積状態を鑑別する．Bの蘇生は酸素投与（重症例では100%酸素10 L/分）と人工呼吸・補助換気の要否判断である．緊張性気胸であれば，第2肋間鎖骨中線上からの緊急胸腔穿刺と第5肋間腋窩線（外傷性気胸：中腋窩線，自然気胸：前腋窩線）での胸腔ドレナージを迅速に行う．緊張性気胸時に人工呼吸（陽圧呼吸）を行うと，状態はますます悪化するので，見逃してはならない．他の4つの病態では，気管挿管下の人工呼吸はなんら問題ない．

3. Circulation（循環の評価と維持，C）

前腕の冷汗・冷感，橈骨動脈微弱，頻脈，血圧，ショック指数（収縮期血圧/脈拍数），capillary-refill time（爪を5秒間圧迫し解除後，爪の色が戻るまでの時間），頸静脈の怒張などで，ショックに「気づく」ことが重要である．出血性ショックでは出血量が循環血液量の15～20%を超えるまで収縮期血圧は低下しない．上記所見によりショックを早期に認知することが重要である．

出血部位はどこか？　外出血は一目瞭然のことが多く，直接圧迫止血を行う．吐血，下血は消化管出血を示す．内出血の3大部位は胸腔内・腹腔内・後腹膜（腹部大動脈，骨盤，腎）である．外傷性ショックの90%は出血性ショックで，胸腔内・腹腔内出血を Focused Assessment with Sonography for Trauma（FAST）で，骨盤単純X線検査で致死的な不安定型骨盤骨折をチェックす

表1　Glasgow Coma Scale（GCS）

・開眼（E）	・言語（V）	・運動（M）
自発的　4	正常　5	命令に従う　6
呼びかけ　3	混乱会話　4	疼痛部へ　5
痛み刺激　2	混乱言葉　3	疼痛で逃避　4
なし　1	音声のみ　2	除皮質硬直　3
	なし　1	除脳硬直　2
		なし　1

GCS=E+V+M（3〜15）

る．内因性出血性ショックでは，FASTに準じて胸腔内・腹腔内出血をチェックするとともに，左右腎周囲のチェックと腹部正中にプローベをあてて腹部大動脈瘤をチェックすることにより見逃しがなくなる．あわせて，胸部単純X線検査で致死的病態（大量血胸・肺挫傷・多発肋骨骨折・重症肺炎など）があるかどうかを判断する．

　出血性ショックに対する蘇生は，酸素投与（リザーバー付酸素マスクで100%酸素10 L/分）に加え，加温した生理食塩水または細胞外液を1〜2 L/20分で急速輸液する（初期輸液）．初期輸液に反応する場合はゆっくりと原因検索と全身検索を行い得る．初期輸液に反応しない場合は40%以上の出血があることが予測され，迅速に「入れて（O型輸血），入れて（気管挿管），止める（緊急止血）」必要がある．出血性ショックに対するカテコラミン投与は原則禁忌である．

　頸静脈怒張を認めるショック患者は，Bで「見て，聞いて，触って，叩いて」で鑑別を進める．心タンポナーデと肺動脈血栓塞栓症の二つを，心臓超音波検査を用いて心囊液貯留と右心系の拡大を評価すれば鑑別は容易である．心タンポナーデではBeckの3徴（頸静脈怒張，血圧低下，心音減弱），脈圧の狭小化，頻脈，奇脈などの臨床症状に注意する．肺動脈血栓塞栓症では心電図所見（$I_S III_Q III_T$と右脚ブロック），FDP・D dimerの上昇に注意する．心タンポナーデに対する蘇生は心囊穿刺・心囊開窓術の後，手術が基本である．肺動脈血栓塞栓症の蘇生はPCPS（percutaneous cardiopulmonary support，経皮的心肺補助）・緊急手術・tissue-plasminogen activator（t-PA）の要否である．

4. Disability（神経学的評価，切迫するDのチェック，D）

　Glasgow Coma Scale（GCS）（表1），瞳孔径，対光反射，麻痺をチェックし，致死的脳損傷の有無をチェックする．GCS≦8，意識レベルの急激な低下（急激なGCS2点以上の低下），瞳孔不同・散大，Cushing現象，麻痺を認める場合を「切迫するD」とよび，PSが終了後，SSの最初に頭部CTスキャンを施行し，緊急対応を行う．GCS≦8では気管挿管を施行し，低酸素による二次的脳損傷を回避する．

5. Exposure & Environmental control （体表観察，体温チェックと保温，E）

体表の創傷チェックと体温管理を行う．低体温，代謝性アシドーシス，凝固異常は「死の3徴」とよばれ，悪循環をもたらす．常温の大量輸液投与は低体温をもたらし，危険である．保温，暖めた輸液投与などにより体温を低下させない管理が必要である．

[2] Secondary Survey (SS) と根本治療[1,2]

PS チェックと蘇生が成功すれば，SS では患者の病態は落ち着いているはずであり，allergy（アレルギー歴），medication（内服薬・嗜好品），past history & pregnancy，last meal（最終食事），event（受傷機転・状況）の AMPLE チェックの後，解剖学的に頭の先からつま先まで全身精査する．そのうえで，病態に応じた根本治療を進める．PS で切迫する D がある場合は頭部 CT スキャンを優先する．胸部単純 X 線検査・骨盤単純 X 線検査の詳細な読影，頭部・胸部・腹部・骨盤 CT スキャン，脳・脊髄 MRI，四肢単純 X 線検査 2 方向，血管造影など見落としがないように必要な検査を追加する．

[3] 女性を意識した救急診療

女性の救急診療にあたり，妊娠の有無によって若干アプローチ法が変わる．妊娠の可能性のある女性には問診ないし妊娠反応チェックにて，**必ず妊娠の有無をチェック**する．

1. 妊娠をしていない場合

先に述べた PS と SS に則って診療を進める．男性医師の場合，できれば女性看護師や女性医師とともに診療にあたることが望ましい．胸部や会陰部の診察はとくにプライバシーと尊厳を意識して行う．必要に応じて直腸診を行うが，子宮・腟などの内診は可能な限り婦人科医師に診察を依頼するのがよい．

救急診療のうえで女性特有な病態を考える必要があるのは，**下腹部痛**と**不正性器出血**の二つである．とくに右下腹部痛を認めるときには，急性虫垂炎と月経痛，子宮内膜症，卵管炎，卵管留膿腫破裂，骨盤腹膜炎，卵巣嚢腫や卵管留水腫の茎捻転，卵巣嚢胞破裂（排卵期，月経中間期），黄体嚢胞破裂（月経開始時）の鑑別（**表2**）が必要である[3]．性器出血の有無，月経との関係，採血検査，超音波検査・腹部 CT スキャンなどの実施により鑑別を進めるが，緊急手術を要するのは腹膜炎を併発した急性虫垂炎と卵巣嚢腫・卵管留水腫の茎捻転の二つである．卵管炎，卵管留膿腫破裂，骨盤腹膜炎の多くは抗菌薬投与で軽快し得る．診断・治療方針を決めかねる際には，迷わずに婦人科医にコンサルテーションを行う．不正性器出血や異常帯下を認める場合は，婦人科医にコンサルテーションする．

2. 妊娠している場合

　妊娠が進行し子宮が増大するのに伴い，腹腔内臓器の位置が変わるだけでなく，子宮による大動脈・下大静脈の圧排，循環血漿量増加に伴う妊娠貧血，白血球数増加，心拍出量増加，心拍数増加（10〜20回/分），消化管機能低下などを認める．また妊娠中期には血圧低下（5〜15 mmHg），1回換気量・分時換気量の増加に伴うPaCO$_2$低下（30 mmHg前後）を認めるが，妊娠後期になると血圧は正常範囲に戻り，横隔膜挙上による機能的残気量が減少する一方，酸素消費量は増加する[1]．妊娠後期に上気道の直径は小さくなり，肺内シャント率も12.8〜15.3％（非妊婦2〜5％）に増加する[1]．

　妊婦においてもPS（A・B・C・D・E）とSSによる初期診療アプローチを行うが，妊娠中期（16〜27週）以降は妊娠に伴う解剖学的・生理学的変化に注意を要する．また，妊婦とともに胎児を診療する必要があるため，投与薬剤，画像診断法には注意を有するほか，産科医・婦人科医との連携が必要である．

1）Airway（気道開通確認と気道確保，A）

　非妊娠時と同様に行うが，上気道の狭窄，顔面・頸部・口腔内の浮腫，消化管機能低下に伴うfull stomachにより，気管挿管がしにくい場合がある[1]．**気管チューブの太さは通常よりも0.5〜1 mm細いものを選択する**[4]．

2）Breathing（呼吸状態の評価と維持，B）

　非妊娠時と同様に頸部と胸部を「見て，聞いて，触って，叩いて」診察を行うが，酸素消費量の増加，機能的残気量の低下に伴い，1回換気量が増大して過換気となっている．**分時換気量は50％増加**しており，**PaCO$_2$は30 mmHg**前後に低下している．十分な酸素投与とともに，PaCO$_2$ 35〜40 mmHgは換気不全を考える．妊娠中期以降，**横隔膜は通常より4 cmほど挙上**していることに注意する[1]．

3）Circulation（循環の評価と維持，C）[1]

　非妊娠時と同様にショックの早期認知と早期離脱が原則である．

　妊娠中期は収縮期血圧・拡張期血圧とも5〜15 mmHg低下しており，心拍数は10回/分程度増加している．循環血漿量は10〜25％増加し，心拍出量は1 L/分程度増加して4〜5 L/分ある．ヘマトクリット値は35％前後に低下する．妊娠後期（28週〜）には循環血液量が40〜50％増加しているため，ショック症状は1.5 L以上の血液を喪失まで現れない（通常は体重の15〜20％でショック症状が出現する）ので注意を要する．またヘマトクリット値は31〜35％，白血球数の増加（1万/mm^{3}以上），血清総蛋白・アルブミン値が低下しているので注意する．心拍出量は28〜32週で最大（4〜6 L/分）となり，うち20％が子宮に流れる．血圧は正常範囲に戻っているが，心拍数は10〜20回/分増加している．仰臥位により下大静脈が圧排されて下肢からの静脈還流が減少し，心拍

表2　女性における急性虫垂炎との鑑別

- 月経痛
- 子宮内膜症
- 卵管炎・卵管留膿腫破裂・骨盤腹膜炎
- 卵巣嚢腫・卵管留水腫の茎捻転
- 卵巣嚢胞破裂（排卵期，月経中間期）
- 黄体嚢胞破裂（月経開始時）
- 切迫流産
- 子宮外妊娠

出量と血圧が低下する危険性がある．また，下大静脈が圧排されることにより，骨盤骨折や下肢骨骨折による出血量が増加する．

　診療中は可能な限り仰臥位を避け，左側臥位が望ましい．十分な酸素投与下に，出血を伴う場合には早期から積極的な輸液と適正な輸血を行う．無闇なカテコラミン投与は胎盤血流の低下を招き，胎児への影響が大きくなる．

4) Disability（神経学的評価，切迫するDのチェック，D）[1]

　非妊婦と同様にGCS（表1），瞳孔径，対光反射，麻痺をチェックし，「切迫するD」の有無をチェックし，GCS≦8では気管挿管を施行し，低酸素による二次的脳損傷を回避する．妊娠中期以降に痙攣発作を認め，高血圧，蛋白尿，反射の亢進を伴っている場合，**子癇の可能性**があり，産科医へのコンサルテーションを行う．

5) Exposure & Environmental control（体表観察，体温チェックと保温，E）[1]

　非妊婦と同様に行うが，あわせて**性器出血，破水**の有無をチェックし，認めれば産科医へのコンサルテーションを行う．

6) Secondary Survey（SS）と根本治療[1]

　非妊婦と同様に行うが，**妊婦と胎児を同時に診療**する必要があるため，産科医の診察が必須である．

　腹痛の原因を鑑別するにあたり，増大した子宮に圧迫されて各臓器の位置が変わっていることに注意する．虫垂炎の鑑別には非妊婦の鑑別疾患に加えて，虫垂の位置異常の可能性と切迫流産・子宮外妊娠を忘れてはならない（表2）．

3. 放射線画像診断[1]

妊娠4か月まで（妊娠初期）の胎児では奇形発生（最低被曝線量≧100 mGy）が問題となる

表3　妊婦のCPRの特徴[4]
・心肺蘇生中の左側臥位の角度 　　15°程度，左方に傾ける． ・気管チューブの太さ 　　通常よりも0.5～1mm細いもの ・除細動エネルギー 　　通常の成人ALSにおけるエネルギーに準じる． 　　妊婦でも胸郭内インピーダンスの変化がない． ・ハイムリック法は禁忌

CPR＝cardiopulmonary resuscitation，心肺蘇生

ほか，胎児被曝により**小児がん**，**小頭症**が発生し得る．胎児の被曝量は胸部単純X線検査0.1 mGy，骨盤単純X線検査0.16 mGy，骨盤部CTスキャン20～50 mGyである．**妊娠初期の腹部CTスキャンはできるだけ避け**，超音波検査で代用すべきであるが，母体救命のために必要な場合は，腹部CTスキャンを行うべきである．

4．妊婦の外傷[1]

妊婦の6～7%が妊娠中になんらかの外傷を経験し，その半数以上が妊娠末期である．妊婦の死亡原因は産科的疾患を除けば外傷が一番多い．胎児死亡率は母体が重症外傷を負った場合は60%以上，ショックに陥った場合は80%に至る．母体の外傷が軽度であっても胎児死亡率は1～4%ある．妊娠末期は妊娠子宮への直接外力が及びやすく，胎盤剥離，子宮破裂，胎児の損傷が起こりやすい．

性器出血，破水，腹痛・腹部の圧痛，子宮の緊張・収縮，胎児心音の異常が認められれば，胎盤剥離・子宮破裂を疑う．

前記PS，SSの診療アプローチが必須である．

5．妊婦の心停止 (表3)[4]

妊娠子宮により大動脈・下大静脈が圧迫されており，**心肺蘇生中に妊娠子宮の左方への圧排または体幹の左方への方向けが有効**とされている．体幹の傾け角度については15°程度左方に傾けた胸骨圧迫が推奨されている．妊娠後期に上気道の直径は小さくなり，肺内シャント率も12.8～15.3%（非妊婦2～5%）に増加している．**気管チューブの太さは通常よりも0.5～1 mm細いもの**を選択する．胸郭内のインピーダンスは変わらないので，心室細動に対する除細動は通常の成人エネルギー量で行う．また，母体の心停止から5分以内に帝王切開が行われた場合は母体の循環動態と新生児の転帰が改善するとされる．

異物による窒息の蘇生法としてハイムリック法は子宮破裂を来す可能性があり，禁忌である．背

部叩打法または胸部圧迫法を選択する.

●文　献

1) 日本外傷学会・日本救急医学会監修. 第1章初期診療総論・第14章妊婦外傷, 改訂第4版, 外傷初期診療ガイドライン, へるす出版, 2012 ; pp1-22, pp199-207.
2) 川嶋隆久. 第Ⅲ章疾患別の対応. 2非循環器疾患. A外傷の基本的な見方. 日本心臓病学会編, 循環器内科医のための災害時医療ハンドブック, 日本医事新報社, 2012 ; pp136-142.
3) ウィリアム・サイレン. 第17章女性における急性腹部症状. 小関一英監訳, 急性腹症の早期診断, メディカル・サイエンス・インターナショナル, 2004 ; pp159-165.
4) 日本蘇生協議会・日本救急医療財団監修. 第2章成人の救命処置（ALS）[7]特殊な状況下の心停止2妊婦の心停止. JRC蘇生ガイドライン2010, へるす出版, 2011 ; pp79-81.

〈神戸大学大学院医学研究科災害・救急医学　川嶋　隆久〉

【12】不妊症の検査・診断

> **Key Points**
> 1) 不妊症診療は"不妊原因の検索と不妊原因の治療"
> 2) 8項目の不妊原因
> 3) 不妊原因—不妊機序—検査—治療は1対1で対応

不妊症の定義は，不妊期間2年[1]・頻度10%（100組中10組が不妊）とされるが，検査・治療希望があれば，2年を待たずに検査・治療を行う．

不妊症の診療は，他疾患と同様に疾患原因の検索とその原因治療からなる．すなわち"不妊原因"の検索と"不妊原因"の治療である．

妊娠の成立＝着床であり，着床までの過程：排卵—射精・精子の遡上—受精—着床のいずれかに障害があれば妊娠に至らず，その障害が不妊原因となる（図1）．

[1] 不妊原因

不妊原因は以下の8項目．
①卵管因子（30〜40%）
②卵巣因子（30〜40%）
③男性因子（30〜40%）
④子宮因子（10%）
⑤頸管因子（5〜10%）
⑥免疫因子（5%）
⑦子宮内膜症（10〜20%）
⑧機能性不妊（原因不明不妊）（10〜20%）

原因は1項目に限らず複数重複していることもある．

①，②，③はいわゆる"3大不妊原因"であり，報告により頻度はさまざまだが，この3原因が一番多いことはコンセンサスを得ている．

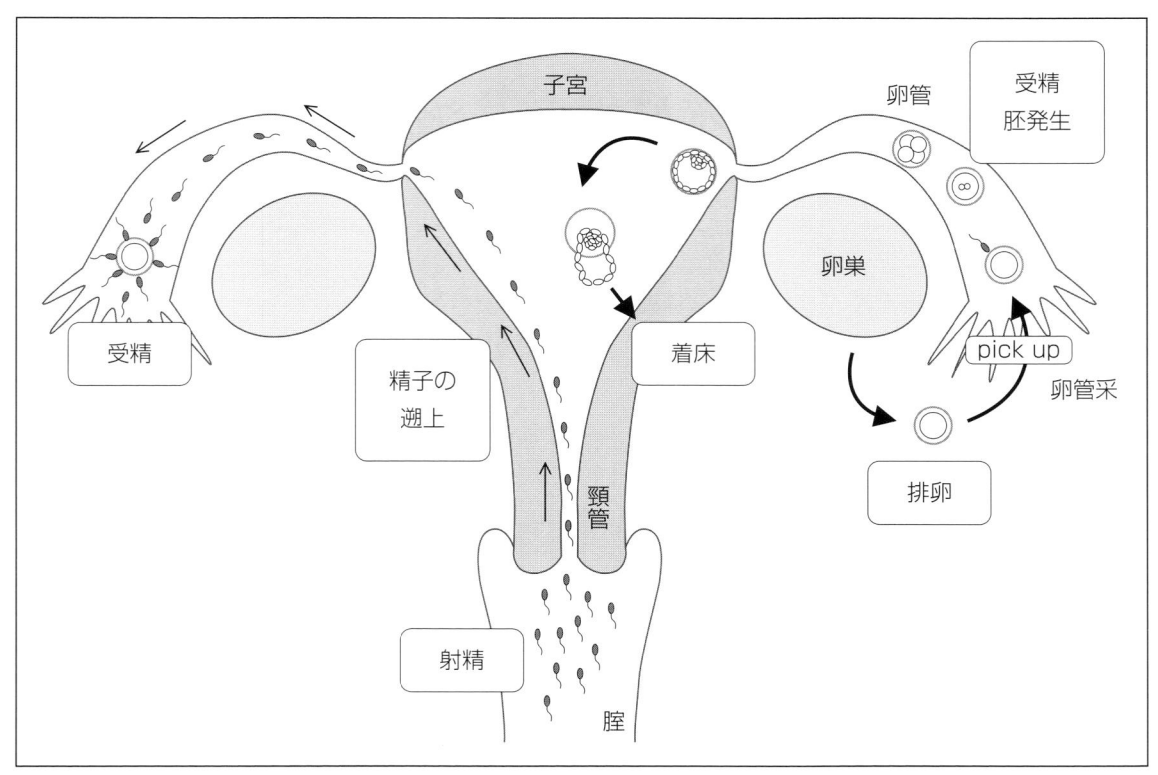

図1 妊娠のメカニズム

精子：射精（腟内）⇨精子の遡上（頸管─子宮腔─卵管内）⇨受精（卵管内）
卵子：排卵（卵巣）⇨卵子の pick up（卵管采）⇨受精・胚発生（卵管内）⇨着床（子宮腔）

[2] 不妊機序

妊娠に至らない不妊機序としては，排卵障害，受精障害，着床障害，（男性側の障害）のいずれかである．

[3] 不妊症の検査

他疾患と同様，一次検査（スクリーニング検査：全員を対象，低侵襲・低コスト・外来検査，感度を優先），二次検査（確定診断：一次検査陽性者，および必要を認めた者を対象，侵襲性・高コスト・入院も許容，特異度を優先）からなる．各不妊原因に対して，それぞれ一次検査，二次検査がある．

[4] 不妊症の治療

不妊原因に対して，その治療を行う．

不妊原因―不妊機序―検査（一次検査―二次検査）―治療はほぼ1対1で対応する．

[5] 各不妊原因と不妊機序，検査，治療

1．卵管因子

- 定義：両側卵管の閉塞（片側の場合は卵管因子とはいわない）
  卵管狭窄・通過障害[注1]，卵管采のpick up*障害
- 不妊機序：受精障害
- 一次検査：HSG（hysterosalpingography，子宮卵管造影検査）
- 二次検査：腹腔鏡検査[注2]
- 治療[注3]：ART（assisted reproductive technology，生殖補助医療，体外受精），卵管形成術（FTカテーテル，fallopian tube catheter）

➡注

[1] これらは理論上考えられるが，証明することは困難～不可．
  *卵管采のpick up：卵巣から排卵・放出された卵子を卵管内に取り込むこと．
[2] HSGは，検査に伴う疼痛が卵管攣縮をもたらし偽閉塞所見を呈するなど信頼性に欠ける．確定診断には腹腔鏡が必須であるが，日本の不妊治療はクリニックが主体であり，腹腔鏡まで行われることは少ない
[3] 卵管因子は体外受精の絶対適応のひとつ．FTカテーテルは治療オプションのひとつであるが，機材（高価）・技術（困難）・治療成績（不良）から一般的ではない．

2．卵巣因子（排卵因子，内分泌因子）

- 定義：無排卵，未熟卵，排卵時期の不適（早発排卵・遅発排卵）
- 不妊機序：排卵障害
- 一次検査：基礎体温表，経腟超音波検査による経時的卵胞発育観察
- 二次検査[注4]：LH-RH（GnRH）テスト，TRH（thyrotropin-releasing hormone）テスト
  治療[注5]：排卵誘発剤，ドパミン作動薬，（卵子提供）

➡注

[4] LH-RH（GnRH）テスト：排卵障害原因部位（視床下部性，下垂体性，卵巣性）の同定．
  TRH（thyrotropin-releasing hormone）テスト：潜在性高PRL（prolactin）血症の検査・診断．
  PRL（prolactin）は日内変動，周期内変動あり．至適採血時期は月経初期（D2-4）・昼食前

表1　WHOマニュアル精液所見最低基準値（第4版[3] vs. 第5版[2]）

項目	単位	第4版（1999）	第5版（2010）
精液量	mL	2.0	1.5
総精子数	×10^6 個	40	39
精子濃度	×10^6 個/mL	20	15
運動率	%	50	40
良好運動率/前進運動率	%	25	32
生存率	%	75	58
頭部正常形態率	%	15	4

世界的に精液所見が悪化しているせいか，第4版に比べ第5版では各項目の基準値が低く（甘く）なっている．

空腹時．
[5] 排卵誘発剤は，視床下部性排卵障害には内服薬（シクロフェニル，クエン酸クロミフェン），下垂体性排卵障害には注射薬（ゴナドトロピン製剤）が第一選択．高PRL血症および潜在性高PRL血症にはドパミン作動薬を使用する．卵巣性排卵障害は卵子提供が治療法となるが，日本では建前上，不可．

3. 男性因子

- 定義[注6]：精液所見不良，（性交障害，射精障害）
- 機序：（最終的に）受精障害
- 一次検査[注7]：精液検査
- 二次検査：泌尿器科的検索（泌尿器科・男性不妊専門医に依頼）
- 治療[注8]：男性側原因治療，人工授精，ART（体外受精，顕微授精）

➡注

[6] 性交障害，射精障害⇨泌尿器科的検索のほか，カウンセリングなども必要．
[7] 精液所見は日時，体調による変動が大きいため，1回目所見不良時は再検査を行う．2010年WHOマニュアル第5版[2]が刊行され，これまでの第4版（1999年）[3]の基準が改訂された（表1）．値は最低基準値であり，妊娠の可否を示しているものではない．
[8] 男性不妊に対しては男性側治療が原則であるが，男性因子の大半は特発性であり治療法がない．原因が同定されても治療成績は100％ではなく，精液所見改善には通常，数か月を要するため最初から人工授精やARTを選択することが多い．人工授精，ARTでは精液を調整する（運動かつ形態良好精子を集める）ため，原精液より所見は通常改善する．

4．子宮因子

- 定義[注9]：子宮奇形，子宮腫瘍（筋腫，腺筋症，内膜ポリープ），子宮腔内癒着（Asherman's syndrome）
- 不妊機序：着床障害
- 一次検査：内診，経腟超音波検査，HSG（hysterosalpingogtaphy，子宮卵管造影）
- 二次検査：CT・MRI，子宮鏡，腹腔鏡
- 治療：手術[注10]（双角子宮→子宮形成術，子宮中隔→中隔切除術，筋腫・腺筋症→筋腫・腺筋症核出術，内膜ポリープ→ポリープ切除術，腔内癒着→癒着剥離術）

➡注

[9] 子宮内腔の変形を来すもの，内腔への隆起性病変が着床障害を起こしやすい．

[10] 形態異常が主であるから手術が原則であるが，子宮にメスを入れるのは他の不妊原因を解消した後の最終手段とする．子宮腺筋症は原則として手術適応はないが，施設によっては積極的に核出手術を施行するところもある．ただし，妊娠時は子宮破裂のリスクが高い[4]．

5．頸管因子

- 定義：頸管粘液の分泌不良，性状不良，PCT（post coital test，性交後試験）／フーナーテスト不良による精子頸管通過障害
- 不妊機序：精子の頸管通過障害による受精障害
- 一次検査：頸管粘液検査[注11]，PCT
- 二次検査：なし
- 治療：人工授精[注12]

➡注

[11] 排卵期頸管粘液の特徴：量；≧0.3 mL，性状；無色透明，牽糸性；≧5～10 cm，乾燥による特徴的な羊歯状結晶．

[12] 頸管を超えて子宮内に精子を注入することで頸管通過障害を回避する．

6．免疫因子

- 定義：抗精子抗体陽性・保有
- 不妊機序[注13]：受精障害，（着床障害）
- 一次検査[注14]：女性側；精子不動化試験（SIT；sperm immobilization test）[5]
   （男性側；直接イムノビーズテスト〈D-IBT；direct immunobead test〉）[6]

- 二次検査[注14]：女性側；定量的精子不動化試験（SI$_{50}$値（50％精子不動化値）測定）
  （男性側；ヘミゾナアッセイ〈HZA；hemizona assay〉）[7]
- 治療[注15]：女性側；低〜中抗体価群⇨（タイミング），人工授精
  高抗体価群⇨ART（体外受精）
  男性側；受精障害なし⇨人工授精
  受精障害あり⇨ART（顕微授精）

➡注

[13] 抗精子抗体には多様性があり，主に精子不動化抗体，精子凝集抗体による精子の不動化，凝集が精子運動性を低下させ精子遡上を阻害する結果，卵子に到達する精子が著減して受精が阻害される．一部，着床障害への関与の報告もあるが，主な不妊機序は受精障害である．

[14] 女性側検査は外注での検査可能．男性側は外注検査なし．

[15] 女性側抗精子抗体陽性，高抗体価群（SI$_{50}$値≧10）ではART（体外受精）を要する[8]．抗体は洗浄にて卵子から除去できるのでICSI（顕微授精）は不要．

7．子宮内膜症

- 定義：子宮内膜症（独立した不妊原因）
- 不妊機序[注16]：排卵障害，受精障害，着床障害
- 二次的な不妊原因：癒着による卵管因子，内膜症性囊胞（チョコレート囊胞）による卵巣因子，腺筋症による子宮因子
- 一次検査：問診，内診，画像診断
- 二次検査：腹腔鏡検査[注17]
- 治療[注18]：手術，ホルモン療法（GnRHアナログ，ピル，プロゲステロン製剤）

➡注

[16] 子宮内膜症に伴い腹腔内に各種炎症物質が高濃度に存在し，これらが排卵・受精・着床のすべてを障害する．

[17] 子宮内膜症の病期診断（Re-AFS分類）には腹腔鏡所見が必要．本来，子宮内膜症の診断には腹腔鏡検査が必須であるが，現状はその限りではなく，大半が一次検査のみで臨床的に診断されている．

[18] 内膜症性囊胞，癒着，腺筋症など手術対象になるものがあれば腹腔内の観察，卵管因子の検索も兼ねて手術を選択する．ホルモン療法施行中は排卵がなく，不妊治療と両立しない．

8. 機能性不妊（原因不明不妊）

- 定義[注19]：検査にて不妊原因が同定できないもの
- 不妊機序：不明
- 一次検査／二次検査：除外診断（不妊原因①～⑦以外）
- 治療：タイミング→排卵誘発剤→人工授精→ ART（治療のステップアップ）

➡注

[19] 現在の医学では解明不能またはコンセンサスを得ていないもの，コマーシャルベースで検査ができないものであり，原因がないわけではない．抗卵子抗体（抗透明体抗体）などはこれに含まれる．その頻度は，施設の診断能力が上がれば低くなり，下がれば高くなる．

● 文　献

1) 産婦人科用語集・用語解説集，第2版，金原出版，2008 ; p276.
2) World Health Organization, WHO laboratory manual for the Examination and processing of human semen. 5th ed. WHO Press, 2010.
3) World Health Organization, WHO laboratory manual for the Examination and processing of human semen and sperm-cervical mucus interacton. 4th ed. Cambridge University Press, 1999.
4) 森松友佳子，他．子宮腺筋症核出術後の妊娠．産と婦 2007 ; 74 : 1047-1053.
5) Isojima S, et al. Further studies on sperm-immobilizing antibody found in sera of unezplained cases of steriliy in women. Am J Reprod Immunol 1972 ; 112 : 199-207.
6) Bronson R, et al. Ability of antibody-bound human sperm to penetrate zona-free hamster ova in vitro. Feril Steril 1981 ; 36 : 778-783.
7) Burkman LJ, et al. The hemizona assay（HZA）: development of a diagnostic test for the binding of human spermatozoa to the human hemizona pellucida to predict fertilization potential. Fertil Steril 1988 ; 49 : 688-697.
8) Kobayashi S, et al. Correlation between quantitative antibody titers of sperm immobilizing antibodies and pregnancy rates by treatment. Fertil Steril 1990 ; 54 : 1107-1113.

〈国際医療福祉大学病院リプロダクションセンター　髙見澤　聡〉

【13】不妊症の治療

Key Points
1) 不妊原因ごとに治療を重ねる．
2) ART の適応．
3) 加齢による女性妊孕能の低下と限界．
4) 症例によっては早期の治療ステップアップが必要．

[1] 不妊症の治療の実際

1．治療原則

検査により不妊原因が同定できたら，その原因に対して前述のような治療を行う（【12】の［5］参照）．複数の不妊原因がある場合はそれぞれの治療を重ねる．基本は，妊娠するために不足しているもの（不妊原因）を補う最小限の治療で自然に近い妊娠を目指す．後述のように妻年齢や卵巣予備能，合併症によっては早期の妊娠を図るべきであり，症例によっては治療のステップアップを急ぐ．

2．排卵日の特定

排卵が確保できたら，排卵に合わせてタイミング・人工授精などを行うため，排卵日の特定が重要となる．排卵日の特定には，経腟超音波検査が必須である．基礎体温は前周期の排卵日の特定には有効であるが，今後の排卵予測にはならない．通常，以下の3項を経時的に計測し排卵日を推定，特定する．

①腟超音波検査による卵胞径の計測：排卵期≧18 mm．クエン酸クロミフェン使用時は＞20 mm（大きいものは 30 mm 近く）で排卵．
②経腟超音波検査による子宮内膜厚の測定：排卵期≧8～10 mm．排卵前は3層構造（triple line，木の葉状），排卵後はプロゲステロンの作用により全体に輝度が亢進する．
③頸管粘液の観察：排卵日の前後2～3日間のみ分泌する無色透明，特徴的な牽糸性，結晶（羊歯状結晶）形成を有する粘液．排卵期≧0.3 mL．

排卵日に合わせてタイミング指導や人工授精を施行するが，卵子の寿命は排卵後＜36時間，受精可能時間はさらに短く＜24時間である．一方，精子の寿命は2〜5日間と長いため，排卵後より排卵前に精子を送り込むほうが効率はよく，排卵前にタイミング，人工授精を設定する．

3．治療のステップアップ

ひとつの治療法での治療成績は3〜5回で平衡に達する．その後10〜20回と続けても成績は伸びず，1〜2年の時間を消費する．そこで，治療3〜5周期（〜半年）を目安に結果（妊娠）が得られない場合は，治療のステップアップ（タイミング⇨排卵誘発剤⇨人工授精）を考える．

排卵誘発剤の使用は，古典的な不妊治療では多量の排卵誘発剤を用いた多発排卵により妊娠のチャンスを増やし妊娠率を稼いでいたが，副作用として多胎，卵巣過剰刺激症候群（ovarian hyper-stimulation syndrome；OHSS）が問題となった．現代の不妊治療においては，単一排卵による単胎妊娠を図ることが原則である．しかし，2〜3個の多発排卵は，理論上の妊娠率は2〜3倍になるが多胎の頻度は少なく，許容範囲と考える．

外来レベルの治療は人工授精までであり，その成績は統計上5回で平衡[1]（累積妊娠率40％）に達する．人工授精以降のステップアップはART（assisted reproductive technology，生殖補助医療）となる．

4．卵巣予備能の評価

ヒトの卵子は胎生期に産生され，その後は減少するのみである（妊娠20週時最大で600〜700万個，出生時200万個，排卵開始思春期40〜50万個）[2]．年齢に比して残存卵子が少ない場合は排卵停止前の早期の妊娠が望まれる．残存卵子数の評価に卵巣予備能の評価を行う．従来からの月経初期（D2-4）のLH・FSH基礎値，卵巣内の前胞状卵胞数測定の他，最近ではより客観的な指標となるAMH（anti-Müllerian hormone，抗ミューラー管ホルモン）の外注測定も可能である．

5．加齢による妊孕能の低下

ヒトも生き物であり生殖年齢が存在する．個人差はあるがART妊娠率（図1）[3]からもわかるとおり，一般に35歳以降に妊孕性は急激に低下し，40歳以上での妊娠は困難である．また加齢とともに流産率も上昇する（図2）[4]．高齢（≧40歳）では，一般不妊治療に対してARTによる治療成績のアドバンテージは少なく，ARTが不妊の解決手段にはならない．妻の年齢によっては治療のスピードアップ，および早期のステップアップを図る必要がある．

妻35歳以上や卵巣予備能低下症例，子宮筋腫・子宮内膜症など手術の可能性がある症例，その他の合併症保有例，長期（≧5年）不妊症例は，早期に不妊専門医療機関に依頼すべきである．

【13】不妊症の治療

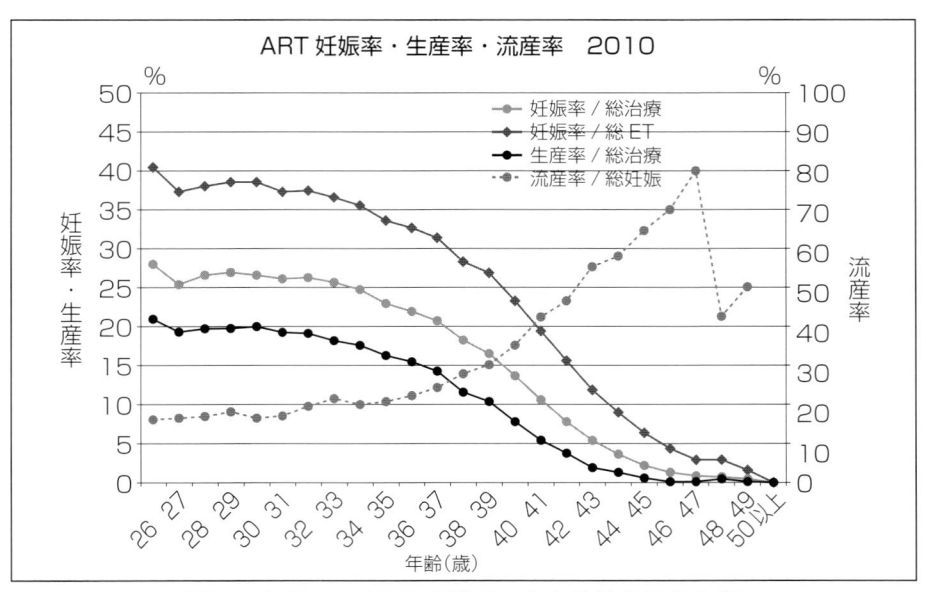

図1 本邦でのART成績（日本産科婦人科学会[3])）

・2010年の本邦のART成績.
・30〜35歳までは緩やかに低下するが，35歳以降で急激に低下，40歳以上では低値にとどまる.

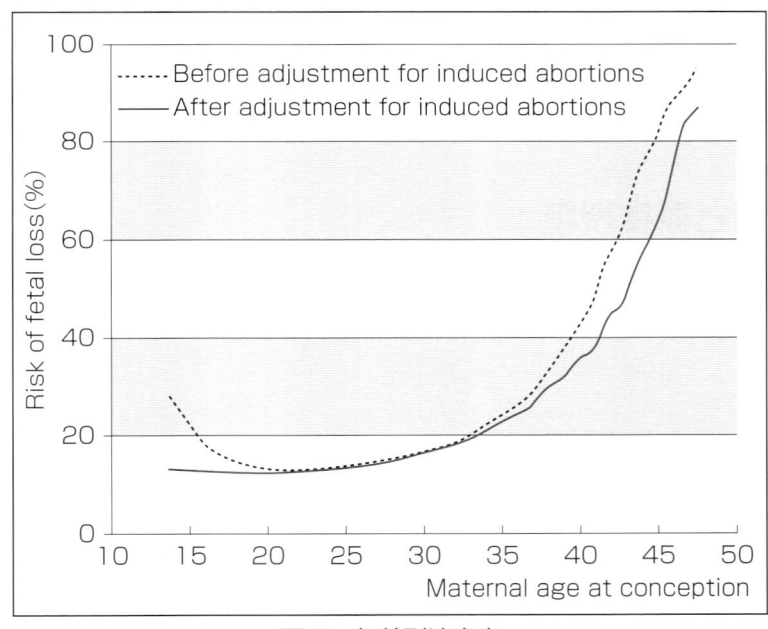

図2 年齢別流産率

加齢とともに流産率は上昇する.

　30歳：15%
　35歳：20%
　40歳：30〜40%
　45歳：70〜80%

（Andersen, A-M N, et al. BMJ 2000；320：1708-1712. より）

[2] ART (assisted reproductive technology, 生殖補助医療)

体外受精など，精子以外の配偶子操作を伴う不妊診療・治療を ART と称する．現在，世界的にも行われている ART のほとんどが体外受精―胚移植（*in vitro* fertilization and embryo transfer；IVF-ET），顕微授精（細胞質内精子注入法）―胚移植（intra cytoplasmic sperm injection and embryo transfer；ICSI-ET），凍結融解胚移植（frozen-thawed embryo transfer；F-ET）の3種である．

1. ART の適応

日本産科婦人科学会では「これ以外の治療によっては妊娠の可能性がないか極めて低いと判断されるもの」[5]としており，以下の症例が適応となる．
①卵管因子（体外受精の絶対適応）
②男性因子（高度の乏精子症・無精子症例）
③免疫因子（抗精子抗体強陽性例　SI_{50} 値≧10）
④機能性不妊（治療のステップアップ，反復人工授精不成功例）
①，②，③はいずれも受精障害が不妊機序であり，体内で受精できない症例が"体外での受精"適応となる．

2. 体外受精と顕微授精

顕微授精の適応は，体外受精で受精不可な高度の乏精子症例，精巣生検・精巣上体生検による精子獲得症例（精子数が極少）および体外受精による受精障害例．

3. 初期胚移植と胚盤胞移植

移植胚は採卵後2～3日目の初期胚（embryo）が主流であったが近年，胚培養技術の進歩により長期体外培養が可能となった結果，採卵後5～6日目の胚盤胞（blastocyst）での移植（blastocyst transfer；BT）も行われる．
胚盤胞移植の妊娠率は初期胚移植より高いが，初期胚からの胚盤胞到達率は約50％であり移植キャンセル率が高いため，採卵あたりの妊娠率は初期胚移植，胚盤胞移植に差はない[6]．

4. ART 時の調節卵巣刺激

ART 採卵時には，移植キャンセルの回避と移植胚の選択・良好胚の選別を目的にゴナドトロピ

ン製剤による卵巣刺激を行い，複数卵子を獲得する．複数卵子発育による血中エストロゲン値の早期上昇は，premature LH サージとそれに続く早発排卵をもたらし採卵キャンセルを招く．

　採卵キャンセルを回避するため，卵巣刺激時は GnRH アゴニストまたはアンタゴニストを併用し，下垂体抑制により premature LH サージ・早発排卵を抑制し排卵をコントロールする（調節卵巣刺激〈controlled ovarian stimulation；COS〉）．

5．ART の副作用

1）多胎妊娠

かつては妊娠率を稼ぐための複数胚移植により多胎妊娠が増加，NICU 不足などの社会問題にも発展した．近年，培養技術の進歩により良好胚率が増加，胚盤胞移植も可能となった背景もあり，2008 年以降，日本産科婦人科学会は移植胚数を原則 1 個としている（35 歳以上または反復不成功者は 2 個移植までを許容）[7]．

2）卵巣過剰刺激症候群

血管内脱水から循環血漿量・腎血流量減少による腎不全⇒人工透析，血液濃縮による血栓症⇒脳梗塞・心筋梗塞など重篤な合併症を呈することがある．根本治療はなく，予防が第一．

妊娠は症状の悪化，遷延を招くので，OHSS ハイリスク症例には移植キャンセル・全胚凍結を選択する．

●文　献
1) 桑原慶紀，他．不妊治療における男性因子の重要性及び人工授精の妊娠率について（分担研究：不妊治療の実体及び不妊治療技術の適応に関する研究）．平成 9 年度厚生省心身障害研究「不妊治療の在り方に関する研究」矢内原巧．1998；pp72-80.
2) 矢野　哲，他．第Ⅱ章生殖器系の整理と病理．SECTION 1 生殖器系の発生．富永歳朗編．産婦人科学書 1．生殖医学．1994；pp21-34.
3) 日本産科婦人科学会．学会ホームページ内 ART オンライン登録 ART データ集．
4) Andersen A-MN, et al. Maternal age and fetal loss : population based register linkage study. BMJ 2000 ; 320 : 1708-1712.
5) "「体外受精・胚移植」に関する見解"に対する考え方（解説）．日産婦誌 1984；36（7）：1131-1133.
6) Glujovsky D, et al. Cleavage stage versus blastocyst stage embryo transfer in assisted reproductive technology, Cochrane Database Syst Rev, 2012.
7) 生殖補助医療における多胎妊娠防止に関する見解．日産婦誌 2010；62（1）：64.

〈国際医療福祉大学病院リプロダクションセンター　髙見澤　聡〉

【14】遺伝カウンセリング

> **Key Points**
> 1) 遺伝学的検査を考慮する場合，検査を受ける当事者や家族が遺伝カウンセリングを利用できるように，情報提供およびコーディネートが重要である．
> 2) 産婦人科領域では，出生前診断の相談，遺伝性乳がん・卵巣がんの相談に遺伝カウンセリングが必要である．家族歴・既往歴の聴取，家系図作成は重要である．
> 3) 妊娠出産において特有の合併症を起こし得る遺伝性疾患が存在する．
> 4) 遺伝カウンセリングは医療者と相談者（クライエント）の双方向性のコミュニケーションプロセスであり，単なるインフォームド・コンセントとは異なる．

　かつて「遺伝相談」とよばれていた「遺伝カウンセリング」は，染色体や単一遺伝子の異常を原因とする疾患を対象として，主に小児科領域で発展してきた．近年のゲノム医学の発展により，多因子遺伝病を含め，多くの疾患に遺伝要因が関与することが判明した．現在，遺伝学的検査の見解やガイドライン（日本医学会「医療における遺伝学的検査・診断に関するガイドライン」，他）には，遺伝カウンセリングの重要性が明記されている．

　染色体や遺伝子の検査技術が急速に進歩し詳細かつ簡便に利用可能になるにつれ，検査の適応や結果の解釈などについてさまざまな問題が浮上しており，社会的コンセンサスの形成が追いつかない状況である．産婦人科領域においても，ますます遺伝カウンセリングの重要性が高まっている．

　本稿ではプライマリケアという視点から，①どのような場合に遺伝カウンセリングが有用なのか，②遺伝カウンセリング実施機関，③産婦人科領域にかかわる遺伝性疾患，の3点を記述した．

[1] 遺伝カウンセリングが有用と考えられる場合

1. 出生前診断を考慮する場合

　産科の遺伝カウンセリングで最も多いのは，妊婦が年齢を理由に胎児のダウン症候群など染色体異常症や先天異常症を心配して羊水検査や母体血清マーカーを考慮する場合である．妊娠初期胎児の後頸部浮腫（nuchal translucency；NT）など，胎児超音波所見を主訴とした相談も多い．

　従来の羊水検査，絨毛検査および母体血清マーカーについては，「出生前に行われる検査および診断に関する見解（2011年6月改定）」の遵守が求められている．要件と遺伝カウンセリングにつ

【14】遺伝カウンセリング

表1　侵襲的出生前診断（羊水検査・絨毛検査）の適応

1) 夫婦のいずれかが，染色体異常の保因者である場合
2) 染色体異常症に罹患した児を妊娠，分娩した既往を有する場合
3) 高齢妊娠の場合
4) 妊婦が新生児期もしくは小児期に発症する重篤なX連鎖性遺伝病のヘテロ接合体の場合
5) 夫婦の両者が，新生児期もしくは小児期に発症する重篤な常染色体劣性遺伝病のヘテロ接合体の場合
6) 夫婦の一方もしくは両者が，新生児期もしくは小児期に発症する重篤な常染色体優性遺伝病のヘテロ接合体の場合
7) その他，胎児が重篤な疾患に罹患する可能性のある場合

いての詳細は，日本産科婦人科学会のHP（http://www.jsog.or.jp/ethic/H23_6_shusseimae.html）で確認できるが，表1に羊水検査や絨毛検査などの侵襲的検査の適応を抜粋する．

　1）の「夫婦のいずれかが染色体異常の保因者」とは，夫婦の一方に染色体の転座や逆位など，保因者自身には臨床症状のない染色体の変異を想定している．保因者は自身の染色体について正確な情報提供を受けるべきであるが，検査結果を知らされていない，結果を聞いたものの年月を経て忘れてしまっている，染色体検査報告書をもらっていないなどが多い．不妊症や不育症を理由に夫婦が染色体検査を受けた場合，染色体異常の状況により，胎児に対する影響についての説明内容が異なる．したがって，臨床遺伝専門医など専門家への紹介が重要である．

　3）の「高齢妊娠」の正確な定義はないが，35歳の妊婦のダウン症候群児を出産する確率が約0.3％であるので，一般的には出産時年齢35歳以上が"高齢妊娠"とされる．この確率と羊水検査による流産リスクが同等であるため，高齢妊娠は「出生前診断の適応がある」とされる．

　4）から7）における「重篤な疾患」については"何をもって重篤とするのか"を，だれがどう判断するのかという点で議論がある．人の一生をどのように考えるかに唯一の正解はないが，寿命の長さのみで人生の意味や価値を判断はできないであろう．対象疾患を限定すればするほど優生学的になるという矛盾を抱えながら，「着床前診断に関する見解」を参考に，成人期まで生存困難な疾患を「重篤」と解釈することが多いようである．

　「ヘテロ接合体」とは，対立遺伝子の一方に変異があることをさす．常染色体劣性遺伝形式の疾患ではヘテロは原則的には発症しないため「保因者」という．常染色体優性遺伝性疾患の場合は，対立遺伝子の一方に変異があれば発症が考えられるので「保因者」でなく「罹患者」である．しかし注意すべき点がある．常染色体優性遺伝性疾患であっても浸透率が100％でない場合，変異遺伝子を有しながらも発症しない場合があるため「ヘテロ接合体」と表現されている．またX連鎖性遺伝病は保因者女性から男児への遺伝となるため，4）において「妊婦が〜」となっている．

　いずれの場合も，"夫婦が希望した場合"に検査を行うことが前提である．「適応がある」と考えられても，即「検査したほうがよい」ということではない．妊婦とその家族が出生前診断を検討する際，まず何が不安で検査を希望するのかを確認する．疾患の頻度や自然歴，再発率，検査の選択

肢，検査の方法，母体と胎児へのリスク，わかることとわからないこと（検査の対象疾患と検査精度），異常が判明した場合の対応などについて，夫婦に正確な情報を提供し，検査を受けるかどうかの意思決定を支援することが遺伝カウンセリングである．決断にあたっては妊婦が1人で責任を背負い込まないように配慮すべきであり，夫婦がそろった遺伝カウンセリングが望ましい．

なお，この見解は2013年6月に改定される予定である．

2012年秋に話題になった母体血中の胎児由来DNA断片を用いた出生前診断（non-invasive prenatal genetic testing；NIPT，無侵襲的出生前遺伝学的検査）については，本稿執筆の時点では，国内では学会指針がまだ出ておらず実施されていないので，割愛する．特定施設での"臨床研究"として2013年4月に始まる予定であり，遺伝カウンセリングの重要性が強調されている．

2．カップルの血縁者に遺伝性疾患がある，もしくは疑われる場合

妊婦本人もしくはパートナーの血縁者の疾患が，自分の子どもに遺伝するのではないかという不安を持つ場合がある．疎遠な親戚でなくクライエント（遺伝カウンセリングでは相談者のことをクライエントという）のきょうだいの子ども（つまりカップルにとっては甥か姪にあたる）になんらかの先天異常があった場合でも「病名は聞きにくい」と言う方が少なくない．正確な診断名の情報がないと遺伝カウンセリングは困難であるが，家系図を作成すると遺伝の可能性の有無を説明できる場合もある．また，遺伝する確率が明確でない場合でも，遺伝カウンセリング担当者が真摯に不安を傾聴することでクライエントを精神的に安定させたり，自己コントロール感を高めさせたりすることで，クライエント自身が前向きに考えていける援助が可能である．

3．遺伝性腫瘍が疑われる家系の場合

遺伝性腫瘍の種類は多いが，婦人科領域では「遺伝性乳がん・卵巣がん（hereditary breast and ovarian cancer；HBOC）」とLynch症候群（遺伝性非ポリポーシス大腸がん，hereditary non-polyposis colorectal cancer；HNPCCともいう）が重要である．HBOCの責任遺伝子である*BRCA1*，*BRCA2*のいずれかに病的変異を持つ場合には，乳がんの生涯発症リスクが65〜74％になる．卵巣がんについては*BRCA1*に変異がある場合39〜46％，*BRCA2*に変異がある場合12〜20％とされている．しかし，HBOCでは前立腺がんや膵がんのリスクも高くなり，Lynch症候群では子宮体がんや卵巣がんなどのリスクが高くなる．HBOCやLynch症候群とは，「遺伝的に，ある種のがんになりやすい体質」といえる．どちらも常染色体優性遺伝形式をとり，親子やきょうだいで遺伝子変異を共有することが推定される場合がある．浸透率が100％ではなく，変異を持っていて未発症の場合がある．

乳がんの5〜10％，卵巣がんにおいても5〜10％が遺伝性であり，日本人女性の18人に1人が乳がんに罹患すると考えれば，HBOCは決してまれな疾患ではない．特定の患者の乳がんが遺伝性か否かを判断する明確な基準がないため，2011年版の「科学的根拠に基づく乳癌診療ガイドライ

【14】遺伝カウンセリング

> 表2 遺伝性乳がん家系である可能性を考慮すべき状況
>
> NCCNガイドラインでは，以下のうち1項目以上に当てはまる場合は，詳細な評価を実施すべきとしている．
> - 若年発症性乳がん（50歳以下が目安．浸潤性および非浸潤性乳管がんを含む）．
> - 同一患者における二つの原発乳がん（両側性あるいは同側の明らかに別の複数の原発がんを含む）．または，乳がんと卵巣がん／卵管がん／原発性腹膜がんのいずれかを合併．もしくは，父方母方どちらか一方の家系の近縁の血縁者の中に，原発乳がん症例が2例以上，または乳がん症例と卵巣がん／卵管がん／原発性腹膜がん症例の両者がみられる場合．
> - 父方母方どちらか一方の家系内で，乳がん症例とともに以下のがん症例のいずれか1つ以上がみられる場合：甲状腺がん，肉腫，副腎皮質がん，子宮内膜がん，膵臓がん，脳腫瘍，びまん性胃がん（小葉がんとびまん性胃がんがみられる場合はCDH1遺伝子の検査を考慮する）．皮膚症状（Cowden症候群を考慮），または，白血病／リンパ腫．
> - 血縁者において乳がんの易罹患性遺伝子の既知の病的変異が存在する．
> - 遺伝的リスクが高いとされている集団（Ashkenazi系ユダヤ人など）．
> - 男性乳がん
> - 卵巣がん／卵管がん／原発性腹膜がん
>
> NCCN＝National Comprehensive Cancer Network

ン②疫学・診断編」では，プライマリケアの提供者がHBOCの可能性を考慮する目安としてNational Comprehensive Cancer Network（NCCN）ガイドラインを紹介している（表2）．

一方，全大腸がんの約5％にLynch症候群が存在する．Lynch症候群女性の子宮体がんおよび卵巣がんの生涯リスクはそれぞれ約50％および10％である．Lynch症候群に未診断例が存在する．遺伝性腫瘍の検査や診療を行っていない一般診療においても，積極的かつ効率的なリスク評価が課題である．その後は臨床遺伝専門医や遺伝性腫瘍の専門家による遺伝カウンセリングを行い，クライエントのリスクを正確に評価し，遺伝子検査が有用と判断された場合の選択肢の提示と相談，今後の予防的措置についての話し合いを進めることになる．既発症者が遺伝性である可能性が高ければ，今後の治療の選択肢や新たな原発がんの検診を検討する．さらには血縁者の遺伝子検査やがん検診の必要性を検討する．

遺伝性の評価には，家族歴や既往歴の詳細な問診が重要である．たとえば，Lynch症候群では家系内に大腸がん，子宮体がん，小腸がん，腎盂・尿管がん，卵巣がん，アジア系人種では胃がんなどの発症が考えられる．問診では子宮頸がんか体がん（子宮内膜がん）かを区別することが重要である．HBOCで発生する卵巣がんには漿液性腺がんが多く，粘液性腺がんは少ないという報告がある．

[2]遺伝カウンセリング実施施設と担当者

全国の大学病院やセンター病院の多くには，遺伝子診療部，臨床遺伝部，遺伝診療科，遺伝カウンセリング室などと名称は異なるが遺伝カウンセリングを実施する部門がある．文末の文献に記載

した『遺伝カウンセリングハンドブック』には，全国の遺伝カウンセリング実施施設の一覧が掲載されている．連絡可能な専門医がいない場合は，まずは近隣の遺伝医療部門に連絡し，情報提供を受けるとよい．HBOCに関しては，日本乳癌学会の「遺伝性乳がん卵巣がん研究班」のHP（http://www.hbocnet.com/index.html）に，遺伝カウンセリングと遺伝子検査が可能な施設一覧がある．また，医療従事者向けHBOC関連資料もhttp://www.hbocnet.com/page05.htmlにまとめられている．

臨床遺伝専門医以外に，非医師の"認定遺伝カウンセラー"が国内10大学院で養成され，臨床現場で働いている．正確で最新の遺伝学的情報をわかりやすく提供するだけでなく，医師とは異なる立場からクライエントの自律的な意思決定をサポートする．さらに各科医師や医療専門職とのコーディネータとして，またクライエント家系の情報管理者としての役割も期待されている．日本人類遺伝学会と日本遺伝カウンセリング学会との共同認定資格であり，2012年11月現在，139名が認定されている（詳細は学会HP参照）．

[3] 妊娠中の健康管理にかかわる主な遺伝性疾患

妊婦本人がなんらかの遺伝性疾患を持っている場合，それが胎児に遺伝するか否かという問題のみならず，妊娠や出産自体がハイリスクとなることがある．症状に個人差が大きいために，未診断のまま妊娠出産に至ることもある．妊娠管理に重要な問題点を包含する疾患を例示する．

1．マルファン症候群（Marfan syndrome）

常染色体優性遺伝性疾患である．フィブリリンなど複数の責任遺伝子が知られている．遺伝子診断まで受けている例もあるが，臨床診断だけの例も多い．家系内に複数の患者が存在する場合がある．心血管系（大動脈拡張，僧帽弁逸脱など），筋骨格系（高身長，側彎，胸郭変形など），眼症状（水晶体脱臼など）が3大主徴である．

女性患者の妊娠では大動脈解離の可能性がある．マルファン症候群と事前に診断されていない妊婦が分娩前後に突然死する例もある．妊娠前から遺伝科，内科，外科，産婦人科によるチーム対応が求められる．

2．筋強直性ジストロフィー1型（myotonic dystrophy type 1）

進行性の筋萎縮と筋力低下を主訴とする常染色体優性遺伝性疾患である．19番染色体に座位するミオトニンプロテインキナーゼ（DMPK）遺伝子の3'非翻訳領域のCTG反復配列の異常伸長が原因である．成人の筋ジストロフィーでは最も頻度が高い．

臨床症状は軽症から重症まで幅があり，軽症型，古典型，先天型に分類される．軽症型は白内障，軽度の筋強直現象（筋収縮状態の遷延）を特徴とし生命予後は正常である．古典型は筋力低

下・萎縮，筋強直現象，白内障を特徴とし，しばしば心伝導障害を伴う．先天型は生下時の筋緊張低下や呼吸障害が特徴であり，精神運動発達遅滞を伴うことが多い．

女性患者の妊娠では，自然流産や早産，遷延分娩，遺残胎盤，前置胎盤，産褥性出血のリスクが高い．疾患の特徴として表現促進現象（世代を経るときに症状が重くなる）があり，女性患者が先天型の児を妊娠する可能性がある．胎動が少なく，羊水過多を合併することがある．罹患女性の妊娠管理とともに胎児の正確な診断が重要で，先天型の胎児にはNICU治療の準備が必要な疾患である．また，新生児が生後に先天型と診断された後，母親が診断される例も少なくない．

3. エーラス・ダンロス症候群 (Ehlers-Danlos syndrome)

とくに血管型（EDS IV型）は薄く透けて見える皮膚，易出血性，特徴的な顔貌，全身の血管や消化管・子宮の脆弱性を特徴とする結合組織の異常である．III型コラーゲン（*COL3A1*）遺伝子変異が原因であり，蛋白質の生化学的分析や遺伝子診断で確定される．血管の破裂や動脈解離，動脈瘤，動静脈瘻，消化管穿孔，臓器破裂などの致死的な合併症を認めることがある．小児期には鼠径ヘルニア，股関節などの反復性関節脱臼や亜脱臼の合併もみられる．

本症候群女性の妊娠では分娩前後の動脈破裂または子宮破裂による生命のリスクが存在する．動脈解離，消化管穿孔，子宮破裂には緊急的な対応が必要である．常染色体優性遺伝であり，家族歴に注意する．

4. ターナー症候群 (Turner syndrome)

45,Xを代表的核型とする症候群であるが，モザイクや染色体構造のさまざまなバリエーションもある．約80％は原発性無月経であり，女性ホルモン補充療法が必要となる．多くは不妊であるが，海外で卵子提供を受けるという選択肢の他，国内でも一部医療機関で実施の動きがある．

ターナー女性には，低身長と無月経以外にも骨粗鬆症，甲状腺疾患，糖尿病，高脂血症，高血圧，心血管系疾患などの合併がみられる．とくに，大動脈二尖弁や大動脈縮窄などの先天性心疾患はターナー女性の20～40％に認められ，後天性の大動脈拡張は成人ターナー女性の10～40％にみられる．大動脈拡張は時に大動脈解離という致死的経過を取り得る．成人期にも心血管系の定期的検査が推奨される．

【おわりに】

産婦人科領域の遺伝カウンセリングの内容は多岐にわたる．出生前診断では，夫婦の疑問や不安を把握し，どのような選択肢があるのか，各種検査の診断限界と精度限界，検査の母体と胎児への影響などについて正確な情報提供を行って，夫婦の自律的意思決定をサポートすることが目的である．

遺伝性腫瘍では，遺伝性腫瘍のリスクを正確に判断し，家系内のハイリスク者を把握して，がん死亡を防ぎ，予後を改善することが目的である．

　本稿では取り上げなかったが，生殖医療分野においても遺伝カウンセリングは重要である．技術の進歩は著しく法整備も追いつかない状況である．インターネットなどでだれでも膨大な情報を得ることができるが，情報は必ずしも正確ではなく，判断困難な内容も多い．

　わが国では遺伝カウンセリングはまだ認知度が低く十分に普及しているとはいい難いが，重要性は加速的に高まっている．今後，さらに利用しやすい医療分野としての発展が望まれる．

●文　献
1) 大住省三. 遺伝性腫瘍に対する遺伝カウンセリング. 産科と婦人科 2011;78(9):1117-1123.
2) 升野光雄・山内泰子. 資料編 1.三次遺伝カウンセリング施設一覧, 2.臨床遺伝専門医の所属先一覧（二次・三次遺伝カウンセリング施設). 福嶋義光編, 遺伝カウンセリングハンドブック, メディカルドゥ, 2011;350-356.
3) 阿部康二. 筋緊張性ジストロフィー症とCTGリピート. 産婦人科の実際 2012;61(9):1257-1260.
4) 桂木真司. マルファン症候群の妊娠出産. 産婦人科の実際 2012;61(9):1269-1280.
5) 藤田敬之助, 甲村弘子. 成人ターナー女性. メディカルレビュー社, 2007.

〈大阪府立母子保健総合医療センター遺伝診療科　松田　圭子・岡本　伸彦〉

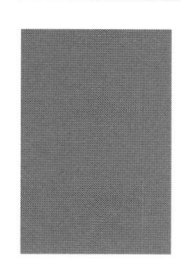

【15】子宮筋腫

> ***Key Points***
> 1）子宮筋腫は婦人科腫瘍のなかで最も頻度の高い疾患である．
> 2）子宮筋腫は発生部位によってさまざまな症状が現れる．
> 3）子宮筋腫の治療は，保存療法，手術療法が行われるが，近年，子宮動脈塞栓術や収束超音波療法も試みられている．
> 4）鑑別疾患で最も重要なのは子宮平滑筋肉腫などの悪性腫瘍である．

　子宮筋腫は，子宮筋層を構成する平滑筋に発生する良性腫瘍で，30歳以上の女性の20〜30％，40歳以上の40％に筋腫があると推測される．悪性化することはまれで0.5％以下である．産婦人科医にとって日常診療で最も多く遭遇する疾患であるが，いまだに組織発生の起源は不明である．

[1]子宮筋腫の発生部位による分類 (図1)

①漿膜下筋腫：漿膜の直下に発生する．
②筋層内筋腫：筋層内に発生する．
③粘膜下筋腫：子宮内膜下に発生する．

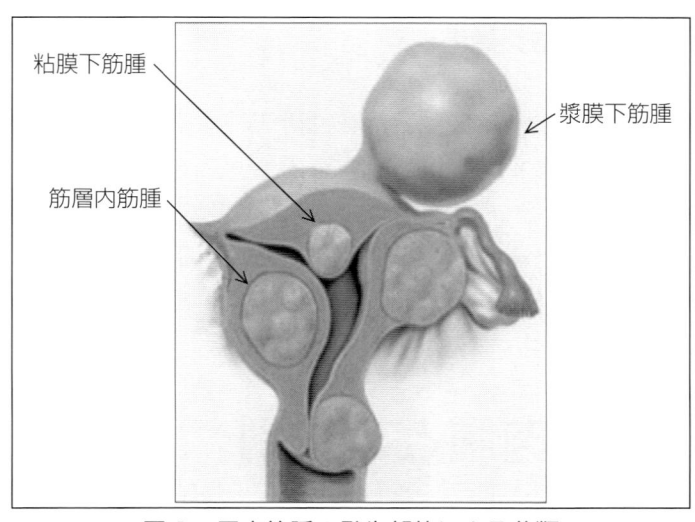

図1　子宮筋腫の発生部位による分類

表1 子宮筋腫の部位と症状の関係

	過多月経	月経困難症	圧迫症状	不妊症	疼痛
漿膜下	△	△	○	△	有茎性が茎捻転
筋層内	○	○	○	△	
粘膜下	◎	○	△	◎	筋腫分娩時

◎ 強くみられる，○ みられる，△ みられることがある

表2 子宮平滑筋肉腫を疑う所見

臨床所見：腫瘤の急激な増大，閉経後の増大，GnRH 療法中の増大閉経後で不正性器出血や下腹部痛を伴う場合
腫瘍マーカー：血中 LDH の増加
超音波所見：不均一な腫瘍内部のエコー輝度，豊富な腫瘍内血流，枯れ枝状・モザイク状の腫瘍内血管パターン
MRI 所見：T1 強調画像で高信号（出血所見），T$_2$ 強調画像で，不均一な高信号（出血，細胞高密度）と低信号（壊死）の混在

粘膜下筋腫が子宮口から腟内に突出するものは，筋腫分娩とよばれる．

[2] 子宮筋腫の臨床症状

　子宮筋腫の代表的な症状は，過多月経，月経困難症，貧血，下腹部痛，圧迫症状，下腹部膨満感，不妊などであるが，無症状の場合もあり，婦人科検診などで偶然発見されることも多い．子宮筋腫の発生部位により症状の種類や頻度が変わる（表1）が，必ずしも発生部位と症状が一致しない場合もある．

[3] 子宮筋腫の診断

　子宮筋腫の診断は，問診，婦人科内診，超音波検査が基本である．まず，前述した症状について問診を行う．内診では，子宮は腫大し形状は不整で，硬い腫瘤を触知する場合が多い．超音波検査では，子宮筋腫の多くは充実性パターンを示し，腫瘍の内部は等エコーで均質な像を示す．
　超音波検査の次に行う精密検査は，骨盤部の MRI 検査である．MRI は，筋腫の数や大きさ，部位，悪性腫瘍との鑑別などに有用であり，治療方針を決定する際に非常に重要である．典型的な子宮筋腫の超音波像と MRI 像を図2〜5に示す．

[4] 子宮平滑筋肉腫との鑑別

　子宮筋腫の鑑別疾患のなかで重要なことは，子宮平滑筋肉腫などの悪性疾患との鑑別である．し

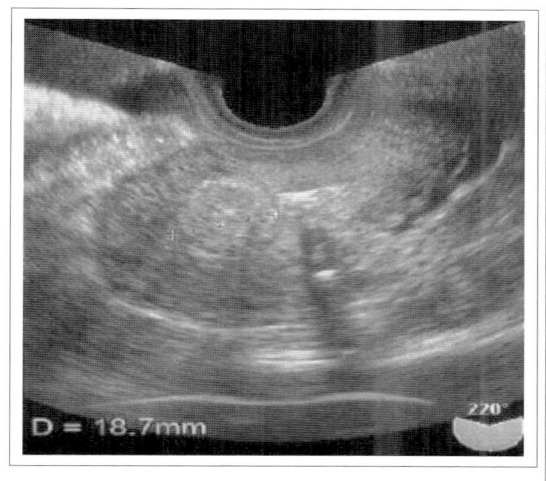

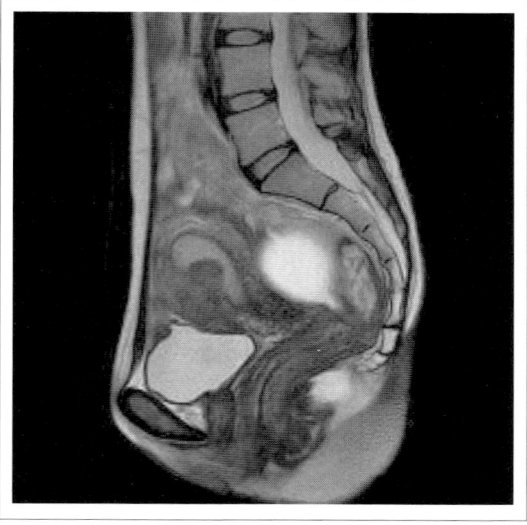

超音波では，内膜は高エコー，粘膜下筋腫もやや高エコーに描出されている．
MRI（T₂強調矢状断像）では，子宮前壁から内腔に向かって突出している．

図2　粘膜下筋腫症例

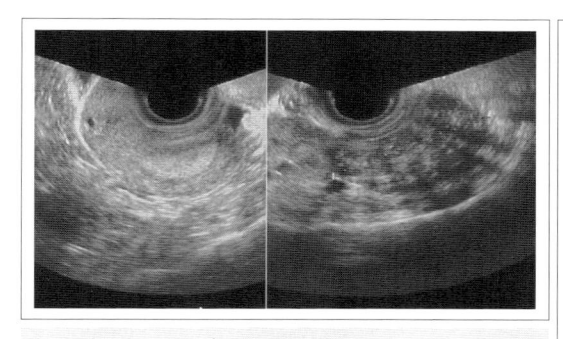

超音波では，ほぼ正常大の子宮に接して，やや低エコーの漿膜下筋腫が描出されている．
MRI（T₂強調横断像）では，子宮の右下方に有茎性の漿膜下筋腫を認め，子宮底には筋層内筋腫も認める．

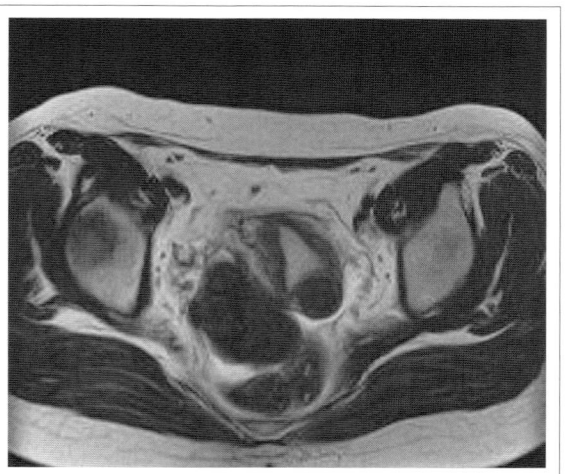

図3　漿膜下筋腫症例

かし，その鑑別は必ずしも容易ではない．表2に平滑筋肉腫を疑う所見を記す．

[5] 子宮筋腫の保存的治療

1. 各症状に対する対症療法

①鉄欠乏性貧血には鉄剤を投与

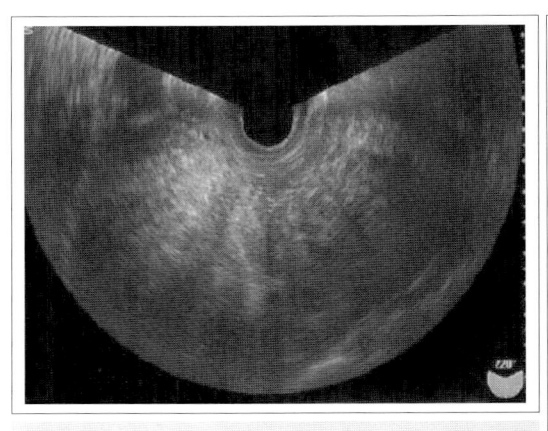

超音波では，高エコーの内膜の両側に筋層内筋腫が描出されている．
MRI（T₂強調矢状断像）でも，子宮内膜の前と後ろに子宮筋層と同信号の筋層内筋腫と，前壁に低信号の筋腫を認める．

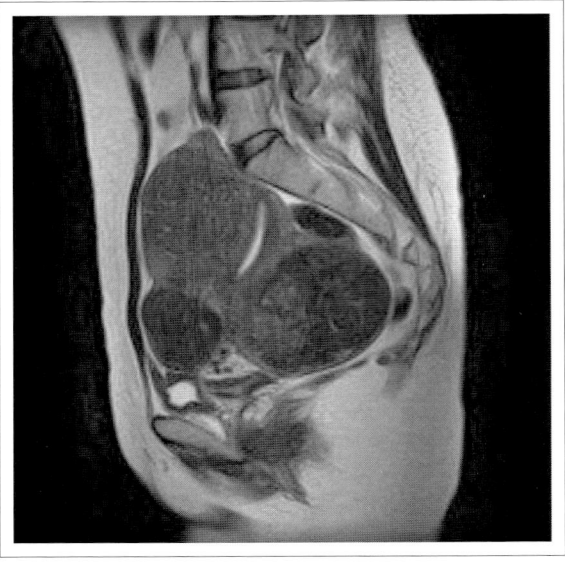

図4　筋層内筋腫

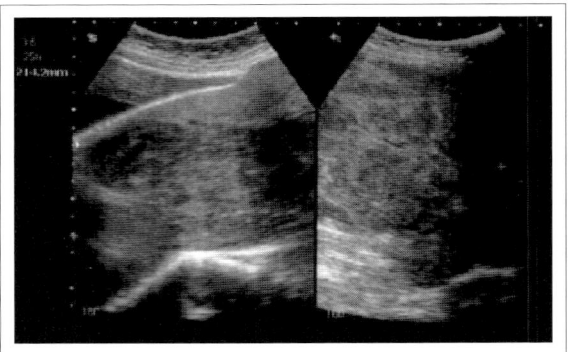

超音波の正中矢状断では，やや不均一の巨大な筋腫が描出されている．
MRI（T₂強調矢状断像）では，臍上までの巨大な子宮筋腫を認め，子宮は前方に圧排されている．

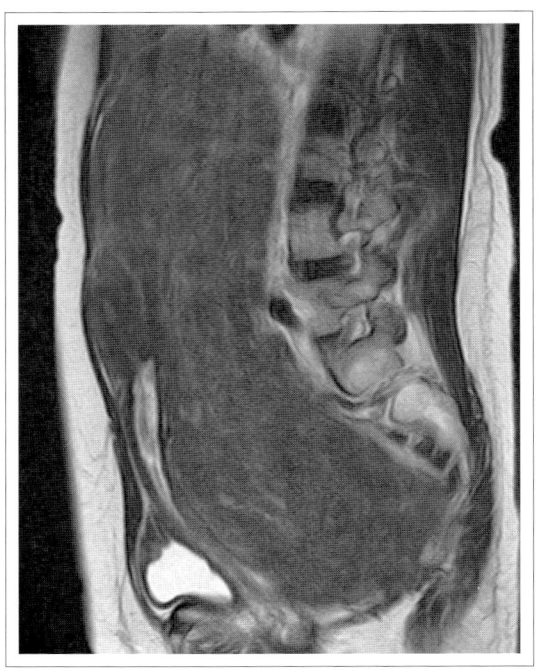

図5　巨大筋腫

②活動性の出血にはエストロゲンおよびプロゲステロン配合剤を投与
③月経痛には鎮痛剤を投与

2．GnRHアナログ療法

　GnRHアナログは，投与3～4日目をピークとするエストロゲンの分泌過多（flare up）が認めら

れた後，GnRH 受容体を down regulation するため，低エストロゲン状態になるまで約 1 か月を要する．子宮筋腫症例に対して GnRH アナログを 3 か月投与すると，子宮の大きさが 35～60％縮小することが報告されている．子宮筋腫の症状改善を目的に使用するが，その他，術前投与して術中の出血量減少のため，自然閉経への逃げ込み療法，合併症のため手術不可能な症例にも使用される．日本で使用可能な GnRH アナログは 4 種類（スプレキュア®，ナサニール®，リュープリン®，ゾラデックス®）あり，鼻腔内投与と皮下注射の投与経路がある．前述の flare up を防ぐ目的で，GnRH アナログの投与開始時期は，月経開始直後（1～5 日目）が望ましい．

主な副作用として，flare up 現象により投与開始 1 か月以内に不正出血が認められることがある．低エストロゲン状態により，のぼせ，ほてり，発汗，肩こりなどの更年期症状が起こる場合もある．また，GnRH アナログを 6 か月間行うと，骨密度は 3～5％減少するといわれている．

3．漢方薬

ホルモン療法や外科的手術などの西洋医学に消極的な患者には，漢方薬を使用する場合もある．漢方薬はあくまでも，ADL（activities of daily living）を改善し QOL（quality of life）の向上を図ることを目的として使用する．桂枝茯苓丸が代表格である．

4．子宮動脈塞栓術 (uterine artery embolization；UAE)

UAE は，子宮動脈内にカテーテルを挿入，両側子宮動脈を塞栓することにより子宮筋腫の縮小を図る治療法である．適応は，子宮筋腫で症状が強く，手術適応があるが，手術を望まない症例である．UAE 後 1 年後には，50％前後の縮小率が期待できるが，UAE 後の疼痛，筋腫分娩，変性筋腫の感染などの問題点がある．

5．収束超音波療法 (focused ultrasound surgery；FUS)

FUS は，約 1 MHz の多数の超音波を患部に集中させ，振動エネルギーを熱エネルギーに変換することで，筋腫の組織を壊死させる治療法である．約 20 秒照射，約 90 秒冷却を繰り返し，実際の筋腫は 60～80℃の熱で壊死に陥る．日帰りで治療ができる点，腹部に傷をつけない点，子宮を温存できる点などから，近年注目を集めている．治療後 6 か月で 50％前後の縮小率が期待できるが，すべての筋腫に適応できるわけではなく，皮膚に切開創の瘢痕がある症例，筋腫核が 12 cm 以上の症例，筋腫が 4 個以上ある症例などは，適応外である．

[6]子宮筋腫の手術療法

1．子宮全摘出術

　米国産婦人科学会では，子宮全摘出術を行うべき基準として，無症状であるが腹壁から触知される大きさで患者が不安を感じている子宮筋腫，多量の子宮出血から貧血となる子宮筋腫，下腹部痛，腰痛，頻尿などの圧迫による症状を伴う子宮筋腫としている．

　開腹手術，腟式手術，腹腔鏡下手術があるが，その選択には，子宮筋腫の大きさや位置，手術既往，患者の希望のほかに，術者の技量にも依存するので，はっきりした線引きは困難である．

2．子宮筋腫核出術

　未婚あるいは妊娠前の女性では子宮温存の必要があり，筋腫の部位や大きさによっては不妊原因にもなるため，挙児希望の子宮筋腫症例では子宮筋腫核出術が選択される．挙児希望がなくても本人が子宮温存を希望する場合にも選択される．挙児希望のある患者では，妊娠までにどれくらい期間をあけるかが問題になる．一定の基準はないが，3〜6か月としている施設が多いが明確な根拠はない．子宮全摘出術と同様に，開腹手術，腹腔鏡手術がある．

3．子宮鏡下粘膜下筋腫切除術 (trans-cervical resection；TCR)

　TCRは，レゼクトスコープを用いて粘膜下筋腫を切除する術式であり，術創を腹部に残さず，術後疼痛も少ない低侵襲手術である．

　適応は，粘膜下筋腫による過多月経，貧血がある症例，粘膜下筋腫が不妊の原因になっている症例で，最長径4cm以下，粘膜下への突出度が50%以上などとされる．低侵襲ではあるが，まれに子宮穿孔（約1%），水中毒（0.14%）など重篤な合併症を引き起こす場合もある．

[7]子宮筋腫の治療法の選択

　治療法の選択は，挙児希望があるかにより大別される（図6）．

　治療法の選択にあたっては，挙児希望の他に，①年齢，②症状の強さと持続，③筋腫の大きさと部位，個数，④合併症の有無，⑤患者の希望などを考慮して決定する．

　どの治療法にも利点と欠点があるため，十分なインフォームドコンセントを行い治療法を選択することが重要である．また，UAE，FUSには保険適用がなく長期予後も不明であるので，より慎重な対応が必要である．

【15】子宮筋腫

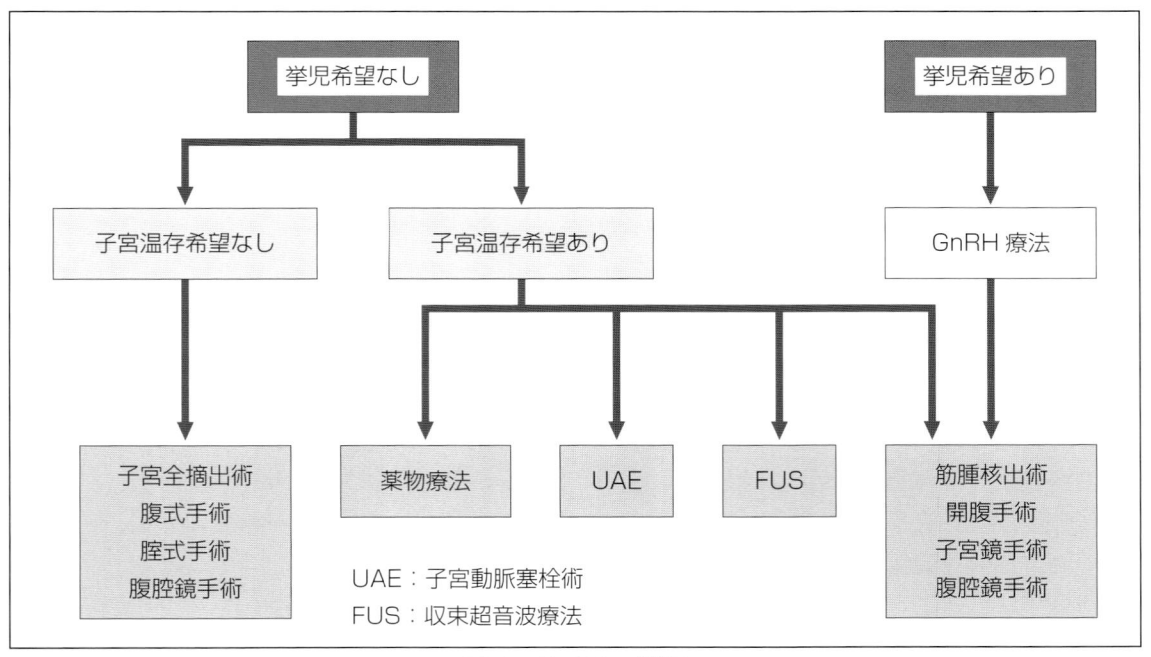

図6 治療法の選択

● 文　献
1) 平松祐司編．子宮筋腫の臨床，メジカルビュー社，2008．
2) 日本産科婦人科学会編．産婦人科研修の必修知識2011，日本産科婦人科学会，2011．
3) 医療情報科学研究所編．病気がみえる Vol.9　婦人科・乳腺外科　第2版，メディックメディア，2009．
4) 日本産科婦人科学会・日本産婦人科医会編．産婦人科診療ガイドライン―婦人科外来編2011，日本産科婦人科学会，2011．
5) 日本産科婦人科学会・日本産婦人科医会編．産婦人科診療ガイドライン―産科編2011，日本産科婦人科学会，2011．

〈岩手県立中央病院産婦人科　村井　眞也〉

【16】子宮内膜症

> **Key Points**
> 1) 子宮内膜症は子宮内膜あるいはその類似組織が子宮内膜層以外に異所性に存在する疾患.
> 2) 子宮内膜症の診断：症状，身体所見，画像所見で臨床的子宮内膜症と診断され，治療方針が検討される．MRI検査が有用.
> 3) 子宮内膜症の治療：疼痛管理と妊孕性改善のいずれを優先するかを個別に検討.
> 4) 子宮内膜症性嚢胞を有する場合，手術療法が優先される.
> 5) 他疾患との鑑別：子宮内膜症性嚢胞の破裂は急性腹症として発症し，急性虫垂炎，腸管穿孔などとの鑑別を要する．腸管子宮内膜症，尿路子宮内膜症など骨盤内臓器に浸潤したDIEはその臓器特有の症状を有するため，DIEの鑑別を念頭におく必要がある.

[1]子宮内膜症の概念

　子宮内膜症は，子宮内膜あるいはその類似組織が子宮内膜層以外に異所性に存在する疾患[1]で，性成熟期に発生し，主にエストロゲンによって増殖と進行を繰り返すが病理学的には良性で新生物によらない分化した子宮内膜組織という特徴を持つ．病変は，腹膜病変，卵巣チョコレート嚢胞，深部病変（deep infiltrating endometriosis；DIE）に分類され，主に骨盤内に形成される．生殖年齢の女性の約10％に発生し，原因不明不妊患者の約50％に子宮内膜症が発見されるなど日常診療で遭遇する頻度が高い疾患で，近年，増加傾向にある．DIEが下部消化管に及ぶ場合，消化器症状や急性腹症などの婦人科疾患が疑われないような非定型的な症状より発見されることもあり，注意を要する．

　子宮内膜症の発生機序はまだ解明されていないが，主に子宮内膜移植説（implantation theory）と体腔上皮化生説（celomic metaplasia theory）が提唱されている．前者では，月経時に月経血が卵管より腹腔内に逆流し，月経血に混在する子宮内膜が骨盤腹膜に生着し，増殖，浸潤すると説明される．後者では，腹膜を構成する中皮細胞が化学的刺激を受けてMüller管型上皮に変化し化生したものと説明される．ほかに，胎児期組織遺残説も提唱されている．

　子宮内膜症に対する治療目的は疼痛管理と妊孕性の改善であるが，そのいずれを優先するかを患者背景とニーズに合わせて整理し，治療方針を検討する必要がある．

[2] 子宮内膜症の症状

子宮内膜症の主症状は疼痛と不妊である．月経痛は約88％に，不妊症は約51％に合併する．

疼痛症状は，主として月経痛，非月経時慢性骨盤痛，性交痛に分類される．疼痛症状の程度の客観的評価は難しいため，visual analog scale（VAS）が一般に用いられている．これは，疼痛の程度を全く痛みのない状態を0，想像できる究極の痛みを10と仮定して問診により数値化したもので，月経痛，非月経時慢性骨盤痛，性交痛に分けて評価する．月経痛は月経に随伴する疼痛症状で，子宮内膜症による月経痛の原因は，子宮内膜症性病変によるものと，二次的に生じる瘢痕や線維化によるものがある．一時的な疼痛症状には，子宮内膜症性病変が炎症を起こしプロスタグランジンなどの炎症物質を放出することにより生じる月経痛があり，器質的病変のない機能性月経困難症との鑑別を要する．また，子宮内膜症性出血病変が膨張し，圧迫症状を呈する．二次的な疼痛症状は，瘢痕，線維化，癒着などにより骨盤内臓器の可動性の制限，圧迫症状が発生するものであり，慢性骨盤痛，性交痛，排便痛などが起こる．しかし，子宮内膜症の重傷度と自覚症状は必ずしも一致しないことも多い．

[3] 子宮内膜症の診断

子宮内膜症の診断は開腹，腹腔鏡などによる直接視認により評価されるのが原則である[1]．疼痛症状や内診所見，画像所見に乏しい場合でも，腹腔内に病変が存在する場合があるため，子宮内膜症は腹腔内の病変を直接視認しなければ確定診断はくだせないことになっている．しかし，腹腔鏡が普及してきたとはいえ，腹腔内を直接視認するには少なからず侵襲を伴う．そのため，子宮内膜症に特有の症状があった場合，問診，内診や直腸診などの身体所見，画像所見，血清CA125値などの臨床検査の組み合わせにより臨床的子宮内膜症と診断され，治療方針を決定することが多い．

卵巣に子宮内膜症が発生すると卵巣内に血液が貯留して卵巣チョコレート嚢胞（子宮内膜症性嚢胞）を形成し，画像診断が有用となる．経腟超音波断層法による典型的な所見は，びまん性で均一な低輝度内部echo像である．しかし，壁肥厚や凝固塊により卵巣癌との鑑別が問題となる．**MRI検査が子宮内膜症の診断には最も有用**である．MRI検査では，T_1強調画像で均一な高信号を呈し，T_2強調画像で高信号からshadingを伴う低信号を伴う嚢胞を認める場合，卵巣内に血液成分による内容液を含む卵巣チョコレート嚢胞を有する子宮内膜症と診断できる．脂肪抑制法により脂肪成分を認めないことより皮様嚢腫とは容易に鑑別される．ただし，T_1強調画像，T_2強調画像ともに高信号で嚢胞が小さい場合，黄体出血などの出血性嚢胞との鑑別は難しい．

卵巣チョコレート嚢胞を有しない子宮内膜症は，臨床的診断に苦慮する場合が多い．MRI検査で，子宮後屈，後腟円蓋の挙上，子宮後壁漿膜面の線維化，直腸と子宮後壁漿膜面の癒着などの所見が認められる場合，子宮内膜症によるダグラス窩閉鎖と診断できる．少量の腹水がダグラス窩より上方に貯留した所見もダグラス窩閉鎖の診断の一助となる（図1）．

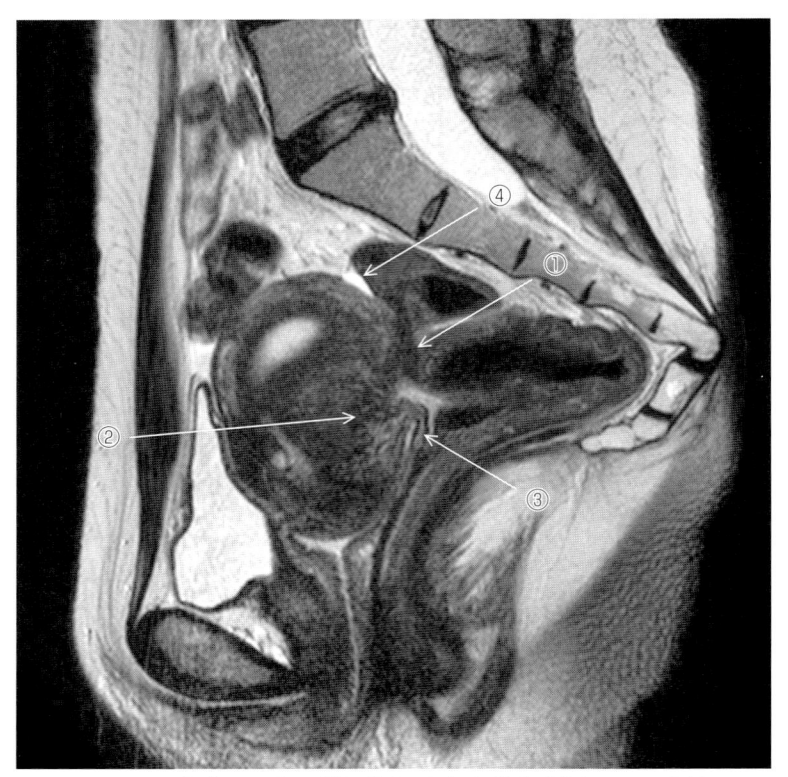

図 1-a　ダグラス窩閉鎖を伴う子宮内膜症症例の MRI 所見
（T$_2$ 強調画像）
①子宮後壁と直腸の癒着，②子宮後面のジャックナイフ様癒着，③後腟円蓋の挙上，④腹水の上方貯留（子宮底）が認められる．

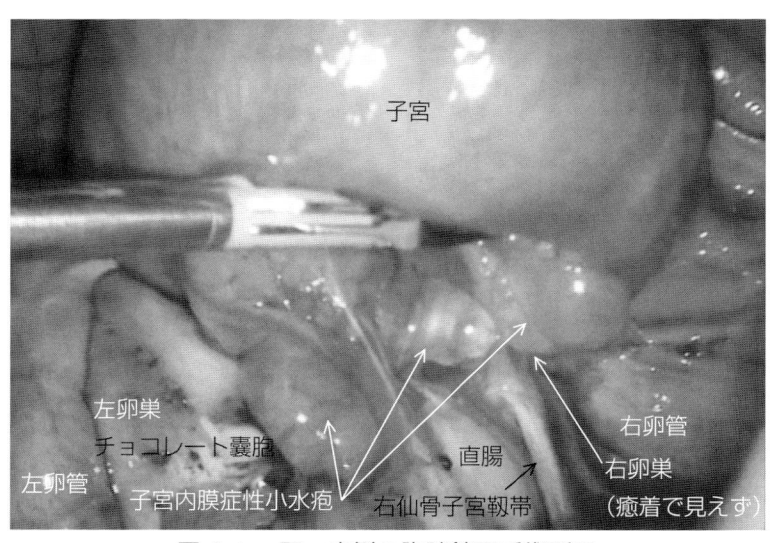

図 1-b　同一症例の腹腔鏡下手術所見
子宮後面，直腸，仙骨子宮靱帯，卵巣，卵管が強く癒着し，ダグラス窩閉鎖を起こしている．

表1 子宮内膜症の診断

内診所見	卵巣チョコレート嚢胞の触知 圧痛を伴うダグラス窩の硬結，癒着
直腸診	卵巣チョコレート嚢胞の触知 圧痛を伴うダグラス窩の硬結，癒着
経腟超音波断層法	肥厚した壁を持ち，びまん性で均一な微細点状 echo 像を伴う嚢胞
MRI 検査	T_1 強調画像で均一な高信号，T_2 強調画像で高信号もしくは shading を伴う低信号を示す嚢胞 子宮後屈，後腟円蓋の挙上，子宮後壁漿膜面の線維化，直腸と子宮後壁漿膜面の癒着などのダグラス窩閉鎖所見
血清 CA125 値	腫瘍性病変を除外したうえで 30 U/mL 以上なら子宮内膜症の存在の可能性が高く，20 U/mL 未満なら可能性が低い 子宮腺筋症，腹膜炎などの炎症，月経時には上昇

血清 CA125 値も子宮内膜症のマーカーとして多用され，腫瘍性病変を除外したうえで 30 U/mL 以上なら子宮内膜症の存在の可能性が高く，20 U/mL 未満なら可能性が低い[2]．しかし，血清 CA125 値が低値であっても子宮内膜症の存在が否定されるわけではなく，逆に子宮腺筋症，腹膜炎などの炎症の存在，そして月経時には上昇するため，注意を要する（表1）．

[4] 子宮内膜症の治療

子宮内膜症に対する治療方針は，年齢，子宮内膜症性嚢胞の有無と大きさ，DIE の有無，疼痛症状の程度，挙児希望の有無を総合的に判断して，経過観察，薬物療法，手術療法，生殖補助医療（artificial reproductive technology；ART）のいずれかを選択する（図2）[3]．不妊症例には不妊症検査も兼ねて腹腔鏡下手術を選択するか，ART を行う．不妊症例でなく，子宮内膜症性嚢胞を有しない子宮内膜症に対しては，症状に乏しいときは経過観察，疼痛に対しては対症療法として鎮痛剤（NSAIDs）で管理する．鎮痛剤による効果が不十分な場合は，内分泌療法を行う．内分泌療法は長期コントロールが必要となるため，長期に安全に使用が可能である低用量エストロゲン・プロゲスチン配合薬（LEP），あるいはプロゲスチン製剤であるジエノゲスト（DNG）を選択する[4]．GnRH アゴニストは強いエストロゲン作用を有するため子宮内膜症に対する強い抑制効果を示す．この強力な疼痛抑制効果を長期間維持する方法として，GnRH アゴニストに引き続きダナゾール，LEP または DNG を投与するレジメンがある[5,6]．しかし，**内分泌療法により管理できない疼痛を示す場合は DIE を伴うことが多く，手術療法の適応**となる．

子宮内膜症性嚢胞を有する子宮内膜症は，**手術療法が優先**される．嚢胞が内分泌療法により縮小効果は示すものの消失することはなく，他の卵巣腫瘍と異なり破裂や感染を来しやすいこと，0.7〜1% 程度に悪性転化を起こす可能性があることより[7]，おおむね嚢胞径 6 cm 以上の場合，手術療

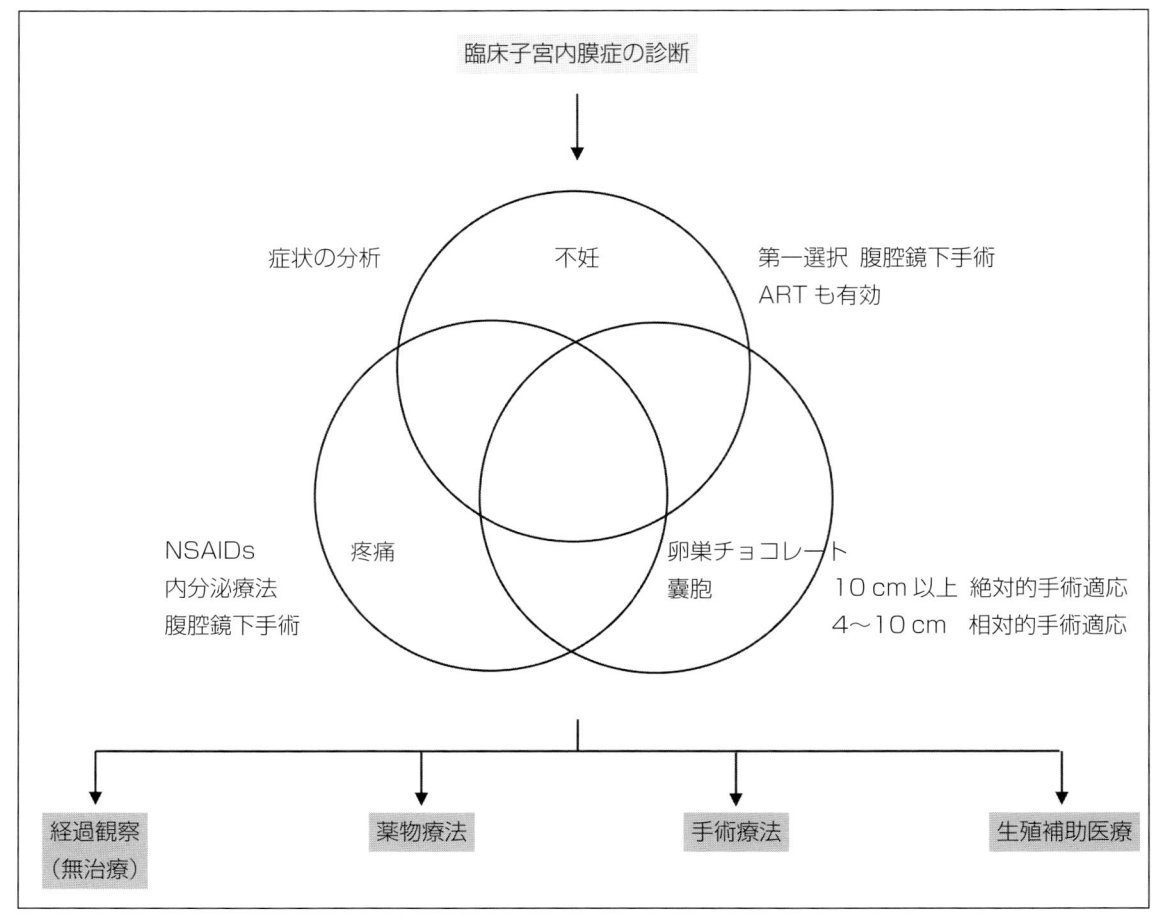

図2 子宮内膜症の治療方針

法が優先される．手術療法は，内膜症性病変の可及的病巣除去が基本であり，拡大視野による骨盤腔の繊細な観察に適した腹腔鏡下手術によりもっぱら行われる．若年の未婚者，あるいは妊孕性温存希望者には機能温存手術として，囊胞から内膜症病変のみを除去し，正常卵巣組織を可及的に温存することにより卵巣予備能低下を防止することが必要である．機能温存手術には術後再発が多いため反復手術を回避するために注意を要し，早期妊娠を希望しない患者にはLEPあるいはDNGなどの術後内分泌療法が有効と考えられている[8]．また，機能温存手術では再発例のみでなく悪性転化症例も存在するため[9]，挙児希望のない患者，生殖高年齢の患者には患側卵巣切除，閉経後患者には両側卵巣切除が行われる．囊胞径6cm未満の症例では症状と年齢により個別に治療方針を検討するが，4cm未満のものは経過観察，もしくは内分泌療法でコントロールできることが多い．

[5]他疾患との鑑別を要する子宮内膜症

　子宮内膜症性囊胞の破裂が生じた場合，症状は急性腹症と同等で非定型的であり，しばしば急性

虫垂炎，腸管穿孔などとの鑑別に苦慮する．急性腹症の診断で緊急手術が行われ，腹腔内の陳旧性出血貯留，および卵巣嚢胞からの陳旧性出血の漏出といった所見を確認することにより正診に至ることも多い．術中にはじめて子宮内膜症の診断がついた場合にどう対応するべきか．本来なら，可及的に内膜症性病変を除去すべきところであるが，多くの場合，強いダグラス窩閉鎖を伴い，直腸，子宮後壁，両側卵巣，卵管，尿管は癒着していることが多い．無理に癒着を剥離しても十分な内膜症性病変を除去しなければ，再発は必至であるし，臓器損傷のリスクもある．また，**子宮内膜症患者には若年者が多いため，妊孕性の保持には十分に注意を払う必要があり，卵巣を切除することは極力回避**したい．したがって，術中に子宮内膜症の診断が得られた場合，婦人科医の立ち会いが不可能なら，十分な腹腔内洗浄と感染対策を行ったうえで閉腹し，二期的な手術，もしくは内分泌療法の必要性を伝えたうえで婦人科子宮内膜症専門外来に紹介する必要がある．

　骨盤内臓器に浸潤したDIEも他疾患との鑑別に苦慮する疾患である．DIEは，腹膜下5mm以上の深部に拡散，浸潤し，直腸腟中隔，腟円蓋，尿管，膀胱，直腸，S状結腸といった骨盤内臓器に浸潤するものをいう．主症状は疼痛と不妊であるが，浸潤した骨盤内臓器それぞれに特有の症状が発生するため，初診時に婦人科を受診しないことが多く，診断に苦慮する．

　腸管子宮内膜症はイレウス，便秘，出血など非特異的な消化器症状で発症し，子宮内膜症の診断に苦慮する疾患である．腸管子宮内膜症は子宮内膜症患者の5〜37％に存在し，発生機序には移植説と化生説が提唱されているが，多くは月経血の腹腔内逆流による子宮内膜片が骨盤腹膜に生着し増殖浸潤するという移植説で説明される．腹膜病変，子宮内膜症性嚢胞と同様にエストロゲン依存性を示すが，閉経後の腸管子宮内膜症の報告も多い．発生部位はS状結腸から直腸にかけての下部消化管が大半を占め，ついで虫垂，回盲部に多く，小腸はまれである[10]．炎症に伴う化学物質による症状は一般に月経期に増強するが，炎症以外に病巣が周辺臓器と癒着を起こしたり，平滑筋層の過形成を起こして結節を作ることにより狭窄を起こすなど機械的な障害や疼痛症状を起こすことが多い．この場合は，内分泌療法が疼痛抑制効果を示さず，手術療法が必要となることが多い．内分泌療法不応の高度の狭窄やイレウス症状，消化器症状を伴う腸管子宮内膜症は，その部位と程度により腸管切除術，低位前方切除術が必要となる[11]．

　尿路に発生する子宮内膜症には，膀胱子宮内膜症，尿管子宮内膜症がある．膀胱子宮内膜症は排尿時痛，血尿などの排尿症状により発症し，膀胱鏡により膀胱粘膜にDIEの硬結を認めることで診断される．膀胱腫瘍との鑑別が必要であるが，膀胱鏡による病理組織診により診断される．病巣は腹腔内より連続するため，泌尿器科と婦人科の共同による病巣除去術および膀胱部分切除術が必要となる．尿管子宮内膜症には発生部位により外性（extrinsic）と内性（intrinsic）があり，高度の狭窄が生じた場合には水尿管，水腎症を来す．外性尿管子宮内膜症は尿管周辺のDIEの硬結を除去することにより尿管を温存できるが，内性尿管子宮内膜症はその狭窄部位の場所，範囲によって，尿管部分切除術，あるいは膀胱尿管新吻合術が必要となる[12]．

●文　献
1) 日本産科婦人科学会編．子宮内膜症取り扱い規約．金原出版，1993；pp1-2.

2) Kitawaki J, Ishihara H, Koshiba H, et al. Usefulness and limits of CA-125 in diagnosis of minimal and mild endometriosis without associated ovarian endometriosis, Hum Reprod 2005 ; 20 : 1999-2003.
3) 北脇　城．子宮内膜症治療における基本的な考え方．産婦人科治療 2007 ; 94 : 231-240.
4) 日本産科婦人科学会・日本産婦人科医会編．産婦人科診療ガイドライン—婦人科外来編 2011，日本産科婦人科学会，2011．
5) Kitawaki J, Ishihara H, Kiyomizu M, et al. Maintenance therapy involving a tapering dose of danazol or mid/low doses of oral contraceptive after gonadotropin-releasing hormone agonist treatment for endometriosis-associated pelvic pain. Fertil Steril 2008 ; 89 : 1831-1835.
6) Kitawaki J, Kusuki I, Yamanaka K, et al. Maintenance therapy with dienogest following gonadotropin-releasing hormone agonist treatment for endometriosis-associated pelvic pain. Eur J Obstet Gynecol Reprod Biol 2011 ; 157 : 212-216.
7) Kobayashi H, Sumimoto K, Moniwa N, et al. Risk of developing ovarian cancer among with woman ovarian endometrioma : a cohot study in Shizuoka, Japan. Int J Gynecol Cancer 2007 ; 17 : 37-43.
8) Koga K, Takemura Y, Osuga Y, et al. Recurrence of ovarian endometrioma after laparoscopic excision. Human Reprod 2006 ; 21 : 2171-2174.
9) Kusuki I, Kitawaki J, Ishihara H, et al. Immunohistochemical localization of aromatase and apoprosis-associated proteins in ovarian serous cystadenocartinoma arising from ovarian endometriosis. Eur J Obstet Gynecol Reprod Biol 2001 ; 98 : 114-118.
10) Zwas FR, Lyon DT. Endometriosis. An important condition in clinical gastroenterology. Dig Dis Sci 1991 ; 36 : 353-364.
11) 楠木　泉，北脇　城，北岡由衣，他．月経随伴性のイレウスにより術前診断し，腹腔鏡下手術で治療しえた小腸子宮内膜症の 1 例とその免疫組織化学的検討．エンドメトリオーシス研究会会誌 2004 ; 25 : 114-116.
12) 秋山　誠，楠木　泉，辰巳　弘，他．膀胱子宮内膜症に対し腹腔鏡下に TUR-Bt を併用し膀胱部分切除を行った 1 例．日エンドメトリオーシス会誌 2012 ; 33 : 250-252.

〈京都府立医科大学大学院女性生涯医科学　楠木　　泉・北脇　　城〉

【17】子宮頸がん検診

Key Points
1) 子宮頸がん検診は，精度の高い検診で，がんだけではなく無症状の前がん病変を検出している．
2) 細胞診の報告様式は従来のクラス分類から，ベセスダシステムに変更された．
3) 細胞診とHPVDNA検査の併用検診が新しい検査法となる．

　一般に，がん検診のエンドポイントは死亡率を減少させることだが，がん化への自然史が明らかとなった子宮頸がんにおいては，上皮内がんおよび前がん病変の発見に置かれている．つまり，浸潤がんでの死亡を避けることのみが検診の目的ではなく，上皮内がん以前の段階で診断し，子宮温存治療を行うことが重要な目的となっている．現在，子宮頸がんは一次予防であるHPV（human papillomavirus）ワクチンが導入される一方，二次予防である検診は女性のQOL（quality of life）損失を抑制する「がん予防検診」と位置づけられる．検診の有効性の評価は従来，死亡率減少効果の有無によって判定されていたが，子宮頸がんでは前駆病変を代替指標（surrogate markers）として判定される．検診受診者，医療者，行政の三者いずれにおいても有益な検診プログラムには，①高い受診率，②高い精度，③適切な費用対効果が求められる．

　現在，40歳未満の若い年齢層では発生率が増加傾向にあり，上皮内がん発生のピークは35歳である．この理由はHPV初回感染の年齢が低下したことで発生が若年化したにもかかわらず，20〜30歳代の女性が検診を受けずに子宮頸部上皮内腫瘍（cervical intraepithelial neoplasia；CIN）から浸潤がんへ進行しているということに起因する．平成20年の調査では，20歳代女性の80%以上，30歳代女性の65%以上もがこれまでに一度もがん検診を受けたことがない．日本の平成22年度の検診受診率は32%（厚生労働省国民生活基礎調査）である．それに対し，先進諸外国の子宮頸がん検診受診率が概ね60〜80%前後であり，同じアジア諸国であるシンガポール，香港，台湾，韓国でも70%程度に達している．検診の精度管理水準の高い日本においては検診受診率の向上が罹患率・死亡率低下に直結すると考えられ，今後の若年層における検診受診率の向上が早急の課題である．

[1] 子宮頸がんの前駆病変 (図1)

　子宮頸がんはHPV感染に始まり，前駆病変を経てがんに進行するものと認識されている．前駆病変は軽度〜高度異形成と上皮内がんに分類される．また，異形成という疾患概念とは別に，上皮

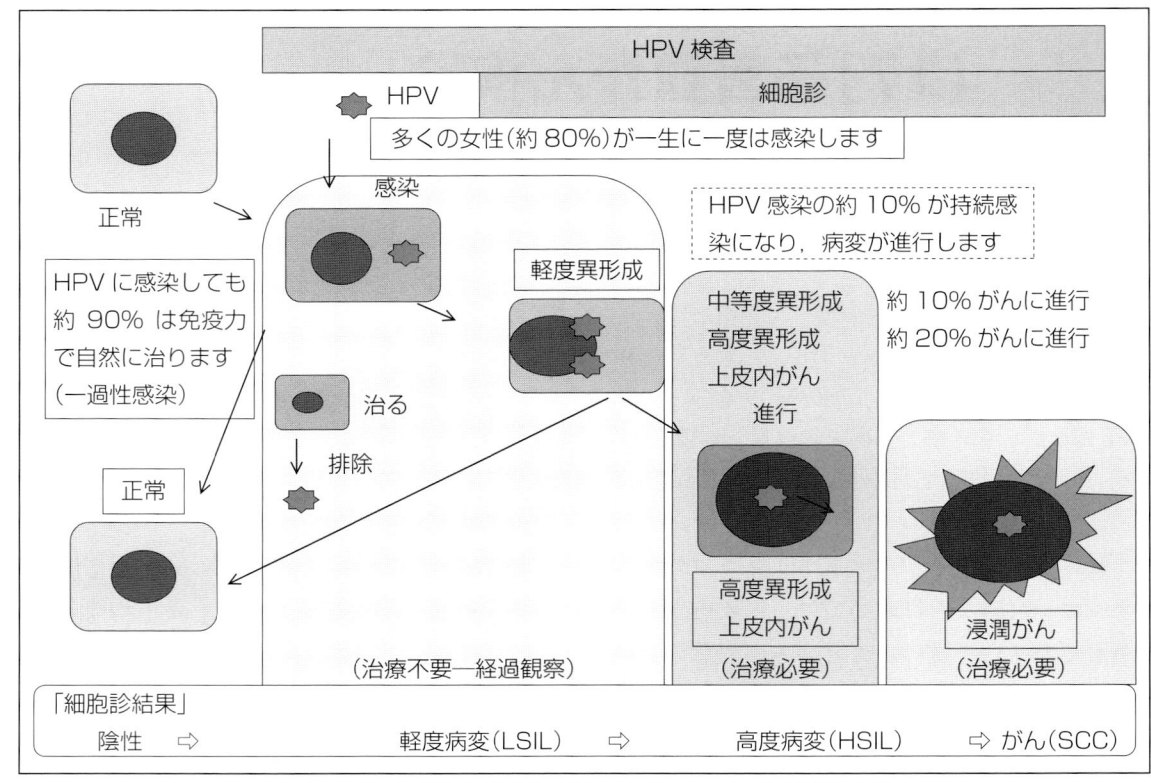

図1 HPV感染と子宮頸がんに至るまでの病理学的変化

内にとどまる前がん病変として，CINは1～3に分類されている．海外では主にCIN分類が使われており，日本でも次第に移行する傾向にある．本稿では，CINとして説明する．

1. CIN1

CIN1は軽度異形成を指し，核異型を伴う細胞層が上皮の基底層側1/3に限局する組織像を示す．病変が消失する例が圧倒的に多く，2年で約50％，10年で90％と高率である．CIN3以上に進行する率は低く，CIN1ががんに進展するのは約1％といわれている．前がん病変というよりも，むしろHPV感染によって引き起こされた組織反応として捉えられつつある．

2. CIN2

CIN2は，中等度異形成を指し，基底層から2/3まで異型細胞を認める組織像を示す．CIN2ががんに進行する率は約10％である．形態学的にCIN1と2は明確に鑑別することが必ずしも容易でない．CIN1とは一線を画し，がん化の可能性を考慮する．欧米では，CIN2を一般に治療対象とするが，わが国では経過を観察することが多い．

表1　ベセスダシステム扁平上皮系

結果	略語	英語表記	推定される病理診断
陰性	NILM	negative for intraepithelial lesion or malignancy	非腫瘍性所見，炎症
意義不明な異型扁平上皮細胞	ASC-US	atypical squamous cells of undetermined significance (ASC-US)	
HSILを除外できない異型扁平上皮細胞	ASC-H	atypical squamous cells cannot exclude HSIL (ASC-H)	
軽度扁平上皮内病変	LSIL	low grade squamous intraepithelial lesion	HPV感染 軽度異形成
高度扁平上皮内病変	HSIL	high grade squamous intraepithelial lesion	中等度異形成 高度異形成 上皮内癌
扁平上皮がん	SCC	squamous cell carcinoma	扁平上皮癌

表2　ベセスダシステム腺系およびその他の悪性腫瘍

結果	略語	英語表記	推定される病理診断
異型腺細胞	AGC	atypical glandular cells	腺異型または腺癌疑い
上皮内腺癌	AIS	adenocarcinoma in situ	上皮内腺癌
腺癌	adenocarcinoma	adenocarcinoma	腺癌
その他の悪性腫瘍	other malig.	other malignant neoplasms	その他の悪性腫瘍

3. CIN3

　CIN3は高度異形成と上皮内がんを指し，全層に著明な異型細胞を認める組織像を示す．高度異形成では，20～30％の症例で病変が持続するか，上皮内がんを含めて子宮頸がんに進行する．CIN3は治療対象となり，通常，子宮頸部円錐切除術にて診断・治療を行う．上皮内がんでは閉経後の場合には，単純子宮全摘術の適応とする．

[2]細胞診によるがん検診

　先進国の子宮頸がん検診の基本は細胞診であり，細胞診は検診手法のなかで最も長い歴史を持つ．細胞診による子宮頸部がん検診は，死亡率減少効果に対する十分な根拠があると高い評価を受けている．1982年の老人保健法で制定以来，わが国で使用されてきた日母（旧日本母性保護産婦人科医会，現日本産婦人科医会）細胞診クラス分類に変わって，子宮頸部細胞診判定の報告様式として2009年にベセスダシステムが導入され，2013年からは自治体や厚生労働省での集計・報告でも，クラス分類が廃止されベセスダシステムに一本化される（表1，2）．

　ベセスダシステムの最も重要なポイントは，①記述的判定を取り入れる（パパニコロウクラス分

類は廃止する），②標本の適否の評価を記載する，の2点である．

1. 基本的な概念

細胞診の質を評価するための，高リスク型HPVの持続感染が，ほぼすべての子宮頸がんの発生に関与する．高リスクHPVの陽性率は，CIN1 75〜85％，CIN2 80〜100％，CIN3 ほぼ100％である．このように子宮頸がんの発生にHPVが関与していることが明らかになった現在，HPV感染と発がん過程の関与を考慮した分類がなされるべきである．

子宮頸部腺がんでもHPVDNAは93％に検出され，HPVの関与するものが多い．一方，粘液性腺がんや悪性腺腫など，HPVと関連しない腺がんも存在する．上皮内腺がん（adenocarcinoma in situ；AIS）は，HPVが関与し一般的な子宮頸部腺がんの前駆病変と認識されている．

2. 陰性　NILM (negative for intraepithelial lesion or malignancy)

上皮異常が認められない検体は「陰性（上皮内病変はない／悪性ではない）」と判定される．腫瘍性細胞所見を認めないという意味であり，微生物の存在やその他の非腫瘍性所見の存在があった場合も，このカテゴリーに含まれる．

微生物（カンジダ，クラミジア，トリコモナス，ヘルペスなど）による炎症性細胞変化は子宮頸がんとの関連はなく，腫瘍性病変とは一線を画した分類がなされるべきであり，腫瘍ではないという意味において「陰性」と分類される．炎症，放射線，異物（IUD），萎縮などによる良性の変化が含まれる．また，HPV感染は局所に炎症を生じさせないことは知っておくべきである．

3. 扁平上皮病変 (squamous intraepithelial lesion；SIL)

扁平上皮内病変は，HPV感染に関連する比浸潤性の頸部扁平上皮細胞異常であり，一過性HPV感染から子宮頸がんの前駆状態を含む．

軽度異型扁平上皮内病変（LSIL）は，ヒトパピローマウイルス感染の細胞病理学的影響（コイロサイトーシス），CIN1の細胞所見を含む．

高度異型扁平上皮内病変（HSIL）は，CIN2/3の細胞所見を含む．

ベセスダシステムの扁平上皮がん（SCC）は，細分類を設けていない．角化型あるいは非角化型などの所見はレポートに記述されるべきである．また，微小浸潤がんを想定している場合はSCCと判定し，記述的所見として「微小浸潤がんを強く疑う」などと記載するのが適当である．

4. ASC-US, ASC-H

ASC-US (atypical squamous cells of undetermined significance) は，扁平上皮系の病変で

LSIL が疑われるが，LSIL の判断基準を満たさないものに相当する．すなわち，「陰性」と LSIL の間に位置し，LSIL の疑いとも表現できる．ASC-US と診断された症例はその後の精密検査で，約10〜20％は中等度異形成以上の病変が存在するとされている．軽い異常である細胞を見落としのないように拾い上げるためのクライテリアである．なお，ASC-US は全報告の5％以下であることが望ましい．

ASC-H（atypical squamous cells cannot exclude HSIL）は，扁平上皮系の病変で HSIL の判断基準を満たさないものに相当する．すなわち，細胞診断において中等度異形成を推定するには，やや所見が弱く断定できない場合に該当するカテゴリーである．HSIL の疑いとも表現できる．また，未熟化生細胞や異形化生細胞といわれる細胞は ASC-H と判定されがちであるがこの場合にも，ASC-H はあくまでも HSIL（すなわち，中等度異形成以上）を疑うが，完全にそれを除外できない場合につけるクライテリアである．ASC-H は，全 ASC の10％以下であることが望ましいとされている．

5．腺系病変

腺系の細胞診異常は，扁平上皮系とは別に上皮内腺がん，腺がんが設けられており，腺に異型があるが上皮内腺がんとするには弱い異型がある，あるいは，腺がんが疑われるが断定できない場合に独立したカテゴリーとしてベセスダシステムでは AGC が設けられている．なお，腺系病変では上皮内腺がんは HPV 感染によるものであることが明らかにされており腺がんの前駆病変であると認識されているが，腺異形成は HPV に起因するものではなく（周辺に CIN や AIS が併存することがしばしばある）腺がんの前駆病変であるとは認識されていない．

6．その他の悪性腫瘍

頸部の細胞診検体に，子宮体部や附属器の原発がん細胞がんが剥離，あるいは，経子宮的にみられることがある．また，まれながら，続発性あるいは転移性がん，悪性リンパ腫が子宮頸部にみられることもある．病変検索のための精密検査が必要である．

7．結果の解釈と取り扱い

細胞診で LSIL，HSIL，SCC および ASC-H という結果が得られた場合，CIN の存在を推定していることとなり，コルポスコピーおよび生検による精密検査の対象となる．

ASC-US の場合には，約50％に HPV 感染が認められ，腫瘍性病変の存在あるいは今後の病変進展の可能性がある．ASC-US の取り扱いは，①HPV 検査，または，②6か月後の細胞診を行う．6か月後の細胞診は，従来から行われてきた方法であるが，HPV 検査による判定は白黒をつけるうえで有用である．保険収載もされており，推奨される．陰性の場合には，異常と捉えずに1

年後の検診とする．陽性の場合には，LSILまたはそれ以上の病変の可能性があるので，コルポスコピー下に生検を行う．

性成熟期女性と閉経後女性では，細胞診所見が全く異なる．閉経後の萎縮細胞はしばしばCINあるいは扁平上皮がん細胞との鑑別が困難になることは覚えておくべきである．閉経後の萎縮細胞診では5～7日間のエストロゲン腟内または経口投与後に再度細胞診を行うと，萎縮細胞との鑑別が容易になる．

腺系の病変が推定される場合は，内頸部および内膜に関する検索も行うべきである．

[3]細胞診とHPVDNA検査併用による子宮頸がん検診

子宮頸がん検診において，細胞診とHPVDNA検査を併用することにより，CIN2以上の高度病変の検出精度が飛躍的に向上する．また，両検査とも陰性の場合は検診間隔が延長できることから，より費用対効果に優れた検診の実施が可能となる．今後，日本でも新たな検診法として普及が期待される．

高リスク型HPV群を検出する検査としては，ハイブリッドキャプチャー2（HC2）法（商品名：HPVDNA「キアゲン」HCⅡ®）とPCR法（商品名：COBAS4800® HPV）の2種類の診断薬が推奨される．高リスク型HPVグループを検出する定性検査法であり，判定結果は「陽性」または「陰性」として報告される．

細胞診とHPVDNA検査併用による子宮頸がん検診は30歳（あるいは25歳）以上の女性に推奨される．30歳（あるいは25歳）未満の女性は高リスク型HPV感染率が高いため，併用検診は推奨されず，細胞診単独による検診が推奨される．なお，細胞診ASC-USのトリアージ検査としてHPVDNA検査を実施する場合はすべての年齢に適用される．

細胞診とHPVDNA検査がともに陰性であった女性は低リスクであるため3年（あるいは5年）後の受診を推奨する．

結果の解釈と運用を図2に示す．

1）細胞診（陰性）/HPVDNA検査（−）の場合

次回検診を3年後に実施する．

これは両方の検査で陰性の場合，CIN2以上の病変に対する陰性適中率（negative predictive value；NPV）が非常に高いことに基づく．

2）細胞診（陰性）/HPVDNA検査（＋）の場合

12か月後に細胞診とHPVDNA検査による再検査を実施する．

高リスク型HPV陽性で細胞診が陰性の場合，CIN2,3または子宮頸がんを有するリスクはかなり低い．したがって，12か月後に再検査を実施する．その結果，両検査とも陰性であった場合は

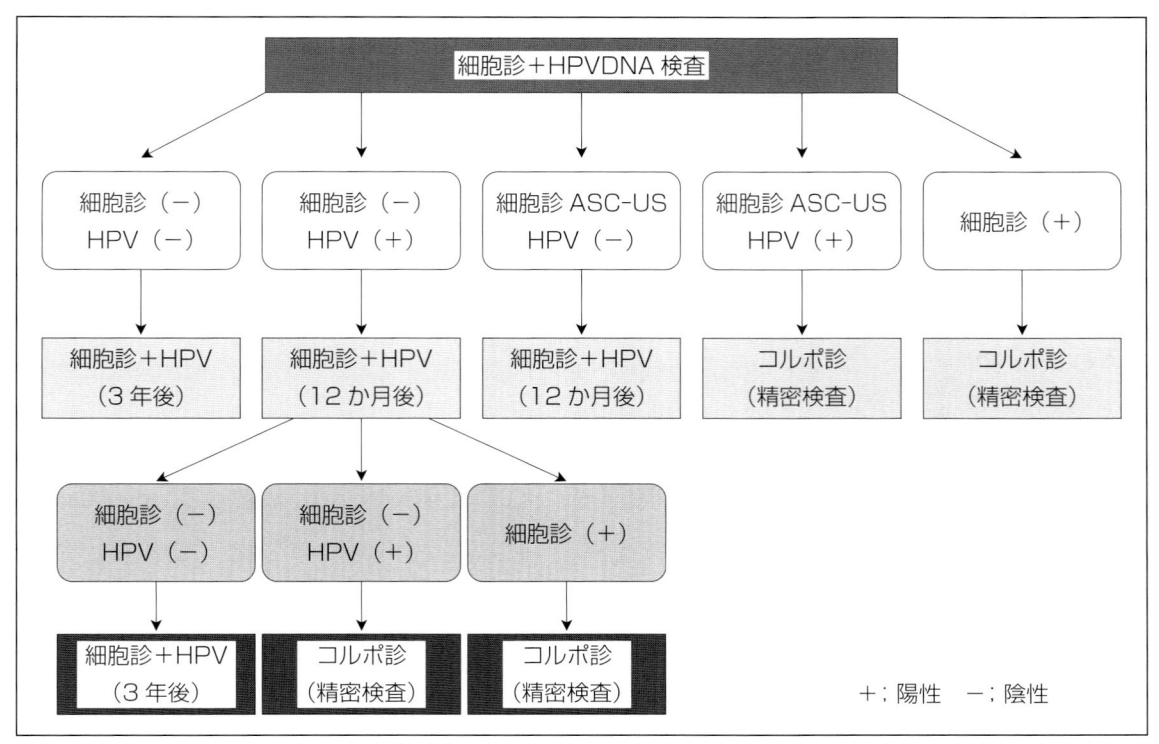

図2 細胞診（陰性）/HPVDNA検査の結果の解釈と運用

次回検診は3年後でよい．どちらかの検査で異常がみられた場合にはコルポ診を実施する．コルポ診により，CIN2以上の病変が検出されなければ，HPVDNA検査と細胞診によるフォローアップを12か月後に実施する．

3) 細胞診（ASC-US）/HPVDNA検査（−）の場合

1年後に細胞診とHPV DNA検査による再検査を実施する．

4) 細胞診（ASC-US）/HPVDNA検査（＋）の場合

この場合はコルポ診を実施する．

5) 細胞診陽性（異常）の場合

HPVDNA検査の結果にかかわらず，細胞診がASC-H，LSIL以上の細胞異常がみられた場合はコルポ診を実施する．

●文献
1) 今野　良編著. 知っておきたい子宮頸がん診療ハンドブック，中外医学社，2012.

〈自治医科大学附属さいたま医療センター産婦人科　今野　良〉

【18】子宮頸がん予防ワクチン

> **Key Points**
> 1) 安全性の高い不活化ワクチン．
> 2) 約60〜70％以上の子宮頸がんが予防可能．
> 3) 2価，4価ワクチンともに必ず3回接種が必要．接種後も検診は受診しましょう!!

　子宮頸がんの原因がヒトパピローマウイルス（human papillomavirus；HPV）の持続感染であることが確実となった．HPVはごくありふれたウイルスであり，その感染を予防するワクチンが開発された．

1. ヒトパピローマウイルスとはどんなウイルス？

　DNAウイルスで，100種類が存在し，そのうち40種類が性器感染を引き起こす．主に性交渉で感染するが，ありふれたウイルスで性交渉の経験のある約80％の女性が一度は感染するといわれている．
　子宮頸がんとの関係により，リスク分類されている．
①ローリスク型：良性や子宮頸部の細胞変化のみ．性器疣贅，再発性呼吸器乳頭腫の原因．
②ハイリスク型：子宮頸がん，肛門性器がん（外陰がん，腟がん，陰茎がん，肛門がん），中咽頭がんの原因．
　子宮頸がんの99％にハイリスク型が検出され，約70％がHPV16型，18型によるものである．

2. HPVに感染すると？

　HPVに感染しても，ほとんどは自然に排除され，持続感染に至るのは10％程度である．持続感染が子宮頸部異形成や子宮頸がんを引き起こす．初感染から子宮頸部異形成までは5年未満で生じることが多く，子宮頸がん発症までは数年〜数十年である．HPV感染からがんに至る確率は全体の0.1〜1％程度である（図1）．

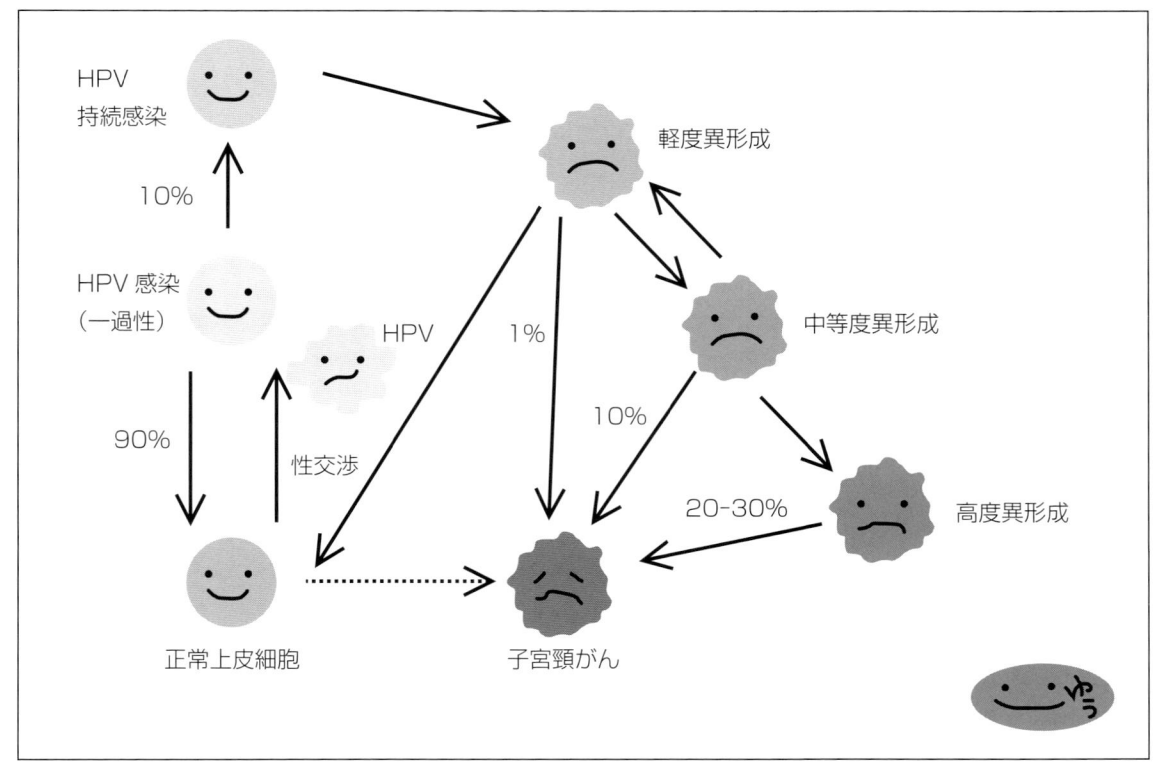

図1 HPV感染の自然経過

軽度異形成からは約1％，中等度異形成からは約10％，高度異形成からは20～30％の確率で，がんへと移行する．

3. HPVに対する免疫機構とは？

HPVが子宮頸部の扁平上皮に感染すると，感染初期に細胞性免疫により攻撃され排除される．排除できなかった10～20％が持続感染となる．その後，液性免疫により抗体産生するが，全体の50～70％しか産生できず，量も不十分であるため，同じ型のHPVに関しても予防することができない．

HPVの持続感染を防ぐために，HPVと接触することを予防することが必要であるが，自然の感染では免疫獲得が不十分であるために，ワクチンが開発された．

4. HPV感染予防ワクチン

ウイルス様粒子（virus-like particle；VLP）とよばれる，HPVの構造タンパクであるL1のみを遺伝子組み換え技術を利用し作成した不活化ワクチンであり，感染力は全くない．抗体産生は自然獲得免疫の数十倍である．現在は2種類のワクチンがある（図2，3）．

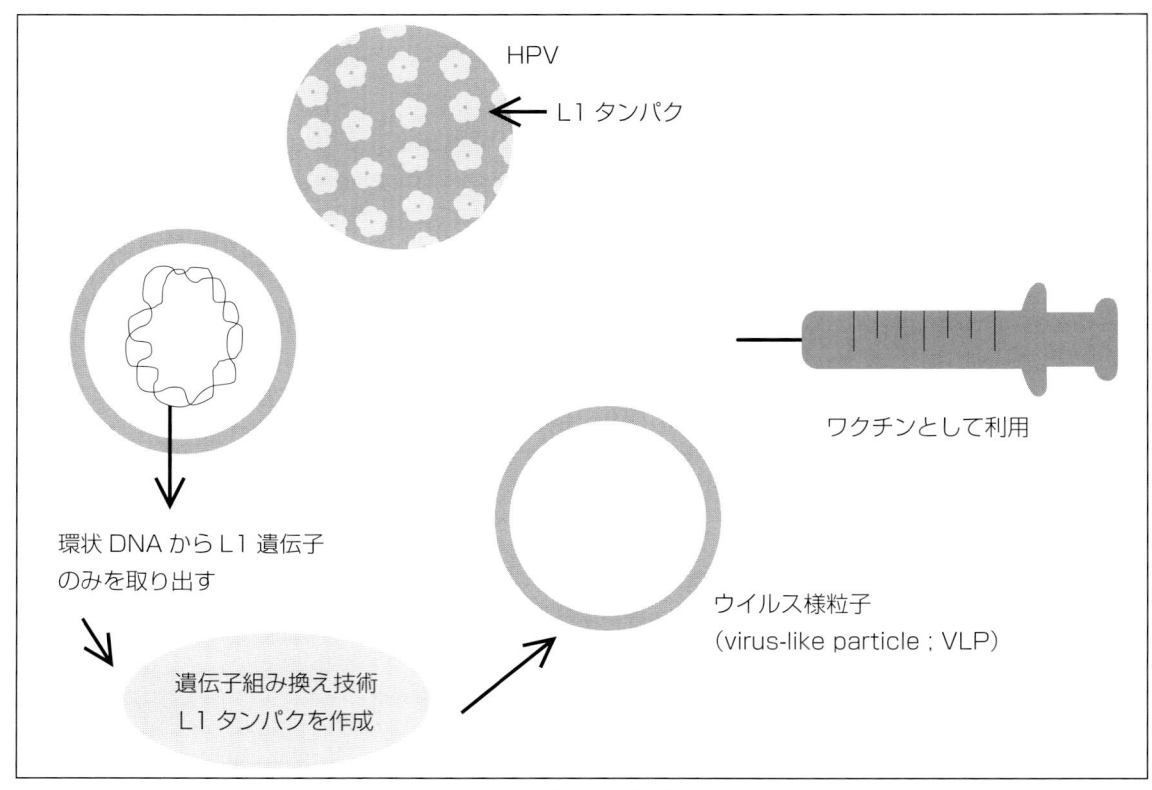

図2 HPVワクチン
HPVの構造タンパクであるL1タンパクのみを発現させ，DNAを全く含まない被殻のみ作成．

①2価ワクチン：Cervarix® (GlaxoSmithKline Biologicals社)，16・18型（子宮頸がん）を予防．
　　　　　　　2007年EUで承認．9歳以上に使用可能．
②4価ワクチン：Gardasil® (MSD社)，16・18型と6・11型（肛門性器疣贅など）も予防．
　　　　　　　2006年アメリカで承認．10歳以上に使用可能．

5．ワクチンの実際

①対象者：11〜14歳に強く推奨．15〜26歳にも推奨．27〜45歳でも接種効果あり．
②保管方法：2〜8℃で保存．冷凍は避け，冷凍したものは接種しない．
③接種回数：3回（スケジュールは図4参照）
④使用量：1回0.5 mL（個別に使い捨て容器に充填している）
⑤接種方法：上腕三角筋部への筋肉注射（左右交互に接種する）．座った状態で接種する．
　接種時の激痛により失神すると報道されたが，実際には血管迷走神経反射による失神がほとんどである．接種前の不安を取り除き，接種後は横になれる状況で注意深く観察する．
⑥費用：2013年4月より予防接種法の改正により定期接種となり，公費助成で中学1年生〜高校1年生までの接種は無料の自治体が多い．

【18】子宮頸がん予防ワクチン

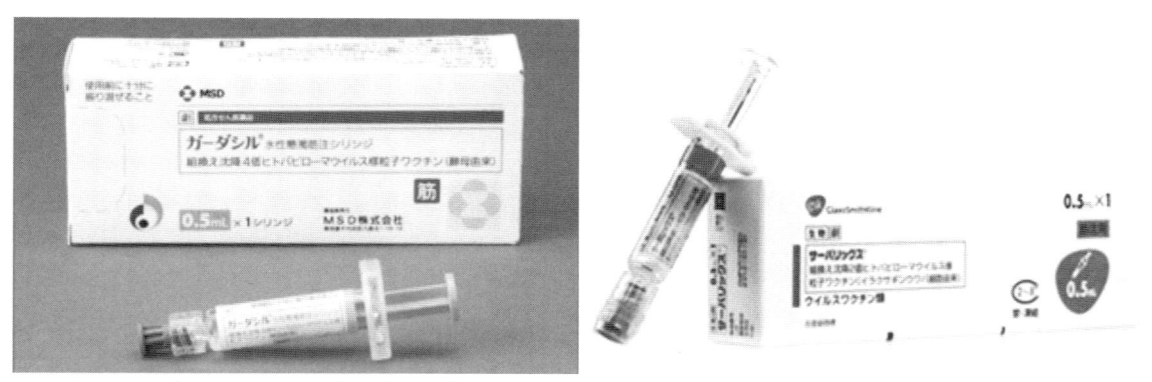

図3 4価ワクチン ガーダシル®（左図），および2価ワクチン サーバリックス®（右図）

●2価ワクチン：Cervarix®（サーバリックス）の投与スケジュール

●4価ワクチン：Gardasil®（ガーダシル）の投与スケジュール

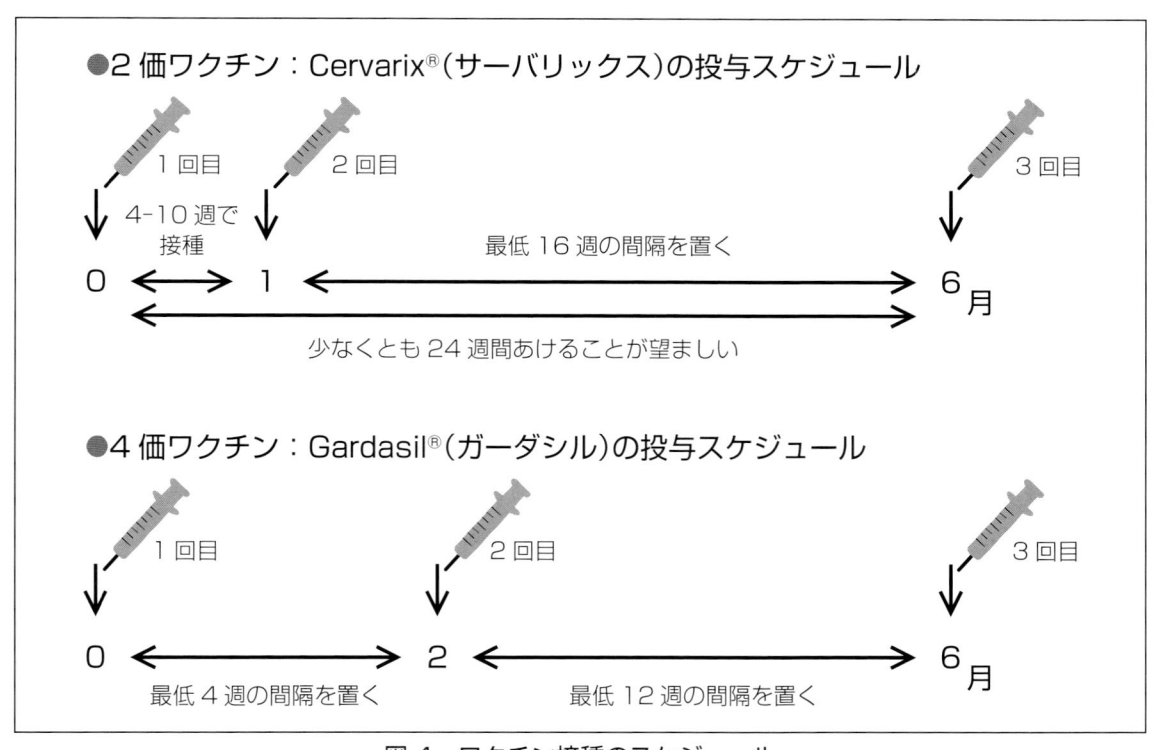

図4 ワクチン接種のスケジュール

① 2価ワクチン：ベースラインに接種し，1か月後に2回目，6か月後に3回目を接種する．
・2回目の接種は1回目から1〜2.5か月後に接種することが推奨されている．
・1回目と2回目は最低4週間，2回目と3回目は最低16週間の間隔を置くことが推奨されている．1回目と3回目の間は少なくとも24週間あけることが望ましい．

② 4価ワクチン：ベースラインに接種し，2か月後に2回目，6か月後に3回目を接種する．
・1回目と2回目は最低4週間，2回目と3回目は最低12週間の間隔を置くことが望ましい．

⑦副反応
- 高頻度のもの：疼痛，発赤，腫脹，筋痛，関節痛，頭痛，胃腸症状，疲労（体育の授業やクラブ活動などに支障が起こりうることを説明しておく必要がある）．
- 頻度不明のもの
  失神：血管迷走神経反射がほとんどであるが，30分はすぐに横になれる環境で観察する．
  アナフィラキシーショック：10万例に1例程度といわれている．

6．ワクチン接種の注意点

1) きちんと3回接種し，3回とも必ず同じワクチンを接種する．
   - 2価，4価のワクチンを交互に接種するのは推奨されていない．
   - 3回接種後に抗体力価は最大となり，徐々に低下し，24か月後に安定する．2回目，3回目の接種のずれは予定より遅れても抗体価が減少することはない．逆に接種間隔が短い場合は，十分な抗体価の上昇が期待できない．
2) 他の予防接種とは6日以上間隔をあけることが原則とされているが，同時接種も可能（通常の不活化ワクチンと同じ間隔）．ただし，接種部位は2.5 cm以上あける．
3) 同日の入浴は可能であるが，激しい運動は避ける．
4) 子宮頸部軽度異常（既往を含む）の人にも接種可能．
5) 妊娠中の安全性は確立されておらず，接種しない．授乳中は可．
6) 接種後も子宮頸がん検診は受診する．

【おわりに】

子宮頸がん予防ワクチンによって確実に子宮頸がんを減少させることができる．しかし，ワクチン接種のみで，子宮頸がんを完全に予防することはできない．ワクチン接種と定期的な頸がん検診の受診で子宮頸がんを征圧していく必要がある．

●文　献
1) 今野　良．子宮頸がんワクチン．産婦人科の実際 2011；60 (7)：1045-1053, (8)：1213-1217, (9)：1355-1369.
2) 満下淳地, 他．子宮頸癌とHPVワクチン．産婦人科治療 2011：102 (6)：984-988.

〈国立病院機構佐賀病院産婦人科　神下　　優〉

【19】子宮頸がん

> **Key Points**
> 1) 子宮頸がん初期に対する LEEP 円錐切除術の有用性.
> 2) 子宮頸がん手術治療による排尿障害, リンパ浮腫の合併症と対策.
> 3) 子宮頸がんに対する同時化学放射線療法と放射線単独療法の実際.

　へき地診療所に勤務する医師では, 子宮頸がん患者を実際に治療することはまれである. しかし筆者が奈良県のへき地診療所に4年間勤務した経験上, へき地巡回の子宮がん検診などで異常の結果を受けた患者から, 治療に関する質問を受けるなどの機会は多いと考える. 年齢が30～40歳代と比較的若年者に初期がん (今回は上皮内がんに高度異形成を加える), 40～60歳代と比較的高齢者に浸潤がん (今回は進行期がⅠa期の微小浸潤がんから進行期Ⅳ期までを含むとする) が発見されることが多く, 診療所周辺の地域性や治療先への通院の便なども含め個々の症例に応じた対応が必要となってくる.

　本稿では, 初めに子宮頸がんの一般的な治療法について述べる. 次に子宮頸がんを初期がんと浸潤がんに分けて考え, 主に初期がんに対しての LEEP (loop electrosurgical excision procedure) 治療, 浸潤がんに対しての放射線療法を中心に述べ, へき地診療所での対応も合わせて考える.

[1] 子宮頸がんの一般的な治療法

1. 子宮頸がんの治療の概要

　子宮頸部病変は異形成, 上皮内がんといった子宮頸部上皮内病変 (cervical intraepithelial neoplasm；CIN) を経て浸潤がんに進展し, ヒトパピローマウイルス (human papillomavirus；HPV) が原因と考えられている. 昨年, 子宮頸がん進行期分類 (日産婦2011, FIGO 2008) が改訂されたが, 治療法については概ね従来どおりと考える. 進行期分類は成書を参照のこと. CIN に対しては円錐切除, Ⅰa期は単純もしくは準広汎子宮全摘手術, Ⅰb～Ⅱa期は広汎子宮全摘手術, Ⅱb～Ⅳ期は放射線療法, 主として同時化学放射線療法 (concurrent chemoradiation；CCRT) が選択されている. 症例によってはⅠb期以上でCCRTを施行したり, 患者の全身状態に応じて放射線単独で治療することもありうる.

2. 子宮頸がんの手術療法

手術，とくに広汎子宮全摘手術においては骨盤深部の操作が加わることが原因で**術後の排尿障害**[1]や**下肢リンパ浮腫**などの障害が問題になることが多く，近年の手術法改善によっても発生しうる．排尿障害においては最終的に自己導尿，下肢リンパ浮腫では歩行障害の問題がある．近年のマッサージ法の改善で下肢リンパ浮腫の改善は期待できるものの排尿障害は永年続く場合がある．自己導尿に至った場合には診療所などでの継続管理が必要となってくる．

3. 放射線療法

放射線療法，なかでも化学放射線同時併用療法（CCRT）の治療成績が手術療法に劣るものではないという考えが，欧米においては一般的である[2]．それに対して，浸潤子宮頸がんの治療は可及的に手術摘出をするということが本邦の伝統であり，進行期Ⅱa期までの主治療としている．しかし，欧米にならいCCRTを中心とした放射線療法が，今後，本邦でも増加する可能性がある．

[2] LEEP (loop electrosurgical excision procedure) 法

1. LEEP法について

初期がんに対しての主な治療は円錐切除である．円錐切除による治療の最大の利点は子宮が温存できる点にある．へき地の人口減が叫ばれるなか，以前だと子宮摘出をしていた症例も近年，子宮温存できるようになってきたことは喜ばしいことである．これら円錐切除には，主に入院を要し切除範囲が広いメスによる円錐切除やレーザーによる蒸散法と外来において可能なLEEP法がある．

本稿では，LEEP法による治療について当科での成績も含め紹介する．

2. LEEP法の実際

LEEP法の原理を図1に示した．治療の根拠はCIN3（子宮頸部高度異形成，上皮内がん）では円柱状の子宮頸部切除が重要であり，かつCIN3では病変の深さ3.9 mmを切除すれば，統計上全体の98.2%を補完する[3]ということに基づく（表1）．

また，その後の報告でLEEPが病変を必要十分に除去できること，費用対効果と長期間の安全性と有効性があることが確認された[4]．

これらよりCINに対する治療としてはLEEPが非常に有用であると考えられる．ただし若年者についてはLEEPを行うことが，その後に妊娠に対して不利に働かないかという問題が発生する．円錐切除やLEEPは妊娠率そのものを下げないが，早産の発生の危険因子になりうる．この問題に対しては，以前汎用されていたメスによる円錐切除に比べ，**LEEPでは早産の発生率は低率で**

【19】子宮頸がん

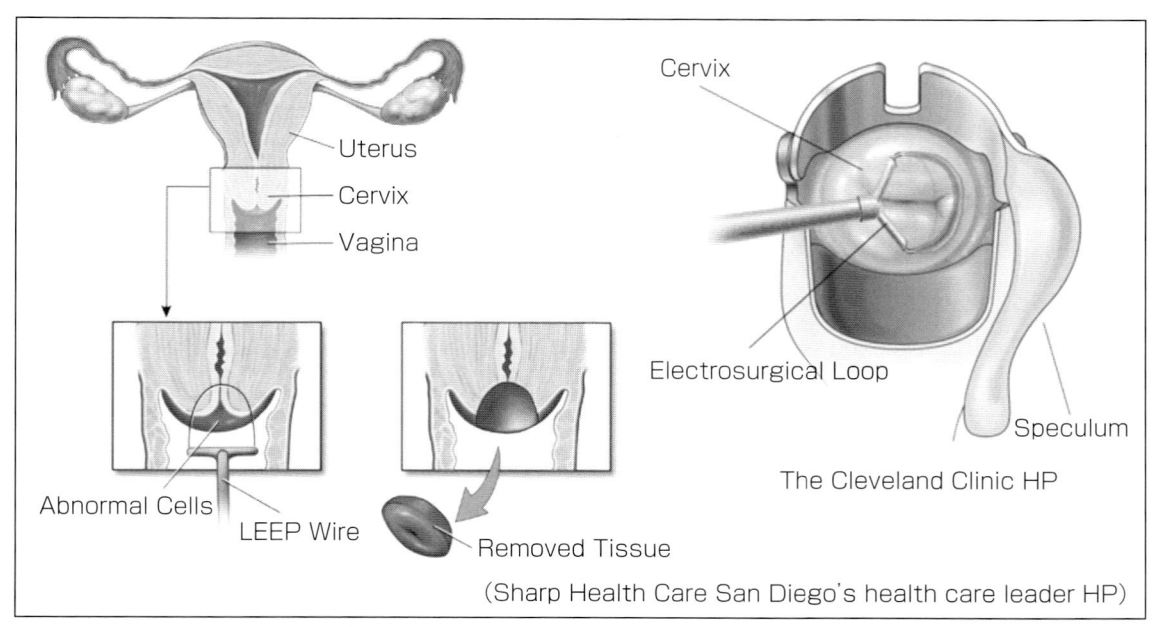

図1 LEEP (loop electrosurgical excision procedure) 法の実際

注) Uterus：Cervix：子宮，Vagina：腟，Electrosurgical Loop：外科切除ループ，Speculum：腟鏡，Abnormal Cells：異常細胞，LEEP Wire：リープ綱線，Removed Tissue：切除組織

外来で簡便に施行可能．

表1 CIN3における病巣切除の深さと治癒率の関係
CIN3では3.9 mmの深さで頸部を切除すれば全体の98.2%を補完する．

Crypt Extension (mm)	No.	%	Cumulative %
0	26	11.8	11.8
0.1〜0.9	140	63.6	75.4
1.0〜1.9	25	11.4	86.8
2.0〜2.9	20	9.1	95.9
3.0〜3.9	5	2.3	98.2
4.0〜4.9	2	0.9	99.1
5.0〜5.9	2	0.9	100.0

*CIN=cervical intraepithelial neoplasia
Wright VC, Ricopelle MA. A Practical Handbook For Lower Genital Disease (2nd ed), 1991

ある[5]との報告がある．これらより，とくに若年者にはLEEP法が勧められる．また，外来治療で日帰り，あるいは短期入院で行っていることが多い．ただし，腫瘍の残存やその後の再発の可能性を否定できないため手術後の定期検診は必須である．これは概ね術後しばらくは6か月ごとでよいと考える．

3．当科の成績

円錐切除後の妊娠に絞り当科の成績を示す．

2002年より2011年までの10年間に当院で円錐切除術を264例施行し，うちLEEP法は180例，メスによるものは84例であった．

円錐切除後に妊娠に至ったのは13例で，円錐切除時の年齢が26〜44歳，平均33.6歳であった．13例の内訳は，LEEP法によるものが9例で，メスによる円錐切除が4例．早産回数は平均で各0.75回と0.11回でWilcoxon検定でp値が0.05であった．当科においては少数例の検討ではあるが，LEEP法がメスによる円錐切除より優位に早産になりにくいと考えてもよいようである．

[3]放射線治療

1．一般的な放射線療法の副作用

一般に放射線療法の副作用は，治療開始後早い時期に発生する下痢，白血球減少，宿酔い，皮膚炎などの**早期障害**，治療開始後数か月から数年後に発生する出血性膀胱炎・膀胱腟瘻などの膀胱傷害，下血・直腸腟瘻などの直腸障害，下肢リンパ浮腫などを含めた**晩期障害**がある．

また化学療法を同時に併用する場合に，化学療法の副作用も発生するので高齢者には化学療法の併用が身体に強い負担を及ぼし実施できない場合がある．へき地では高齢者の割合が多いことより，放射線単独治療を行うことが多いと予想される．

2．当科の成績

今回，当施設での放射線単独治療（RT）と化学放射線同時併用療法（CCRT）との治療成績の比較を検討し，放射線単独治療であっても治療効果が期待でき，副作用も少ないことを示す．

対象は2002年より2010年まで，当院で子宮頸がんに対して放射線治療を施行した60例を対象に，その治療成績と有害事象を後方視的に比較検討した．なお，当科では主としてⅠb2期などの腫瘍径が4cmを超えるbulky tumor（大きな腫瘍）に対してCCRTを施行した．

患者像は，CCRT群37例とRT群23例は平均年齢が57.1歳と76.0歳，進行期の内訳はⅠb期が2例と7例，Ⅱa期が1例と0例，Ⅱb期が9例と4例，Ⅲa期が1例と0例，Ⅲb期が18例と9例，Ⅳa期が5例と2例，Ⅳb期が1例と1例であった．

治療成績はCCRT群37例のうち化学療法非完遂例は13例（35.1％）．非完遂の理由は血液毒性Grade 3が4例，Grade 4が3例，下痢3例，その他が2例であった．RT群23例のうち非完遂例は2例（8.7％）で，非完遂の理由は下痢1例と血液毒性Grade 3が1例であった．化学療法投薬前後の水分負荷や尿量の化学療法完遂度への影響に有意差を認めなかった．進行期Ⅲb期以上の予後を検討したところ，CCRT群24例とRT群12例は平均年齢がそれぞれ59.6歳と68.8歳，3年生

表2　進行期Ⅲb期以上の治療成績の比較

Ⅲb期以上		CCRT群24例	RT群12例
平均年齢		59.6歳	68.8歳
3年生存率		43.2%	39.1%※
放射線		4例	0例
障害内容	膀胱傷害（G2）	2例	（－）
	直腸障害（G2）	2例	（－）

※3年生存率で両群間で統計学的有意差を認めなかった．

CCRT（化学放射線同時併用療法）群で晩期障害の発生率がRT（放射線単独治療）群より高く，治療成績はCCRT群とRT群で有位な差を認めなかった．

存率がそれぞれ43.2％，39.1％であり予後に有意な差を認めなかった．放射線療法の晩期障害として軽度の膀胱傷害2例と直腸障害2例を認めたがいずれもCCRT群からの発生であった（表2）．

以上よりCCRT群では血液毒性による化学療法の中止が非血液毒性によるものより多く，また晩期障害の発生率が高い可能性が示唆された．また進行期Ⅲb期以上での治療成績はCCRT群とRT群では有意な差を認めなかった．このことより高齢者などQOL（quality of life）の低い例においては無理なく治療を受けることができ，放射線治療単独でも十分な治療成績が期待できると考えられた．

【おわりに】

子宮頸がんの一般的な治療法と初期がんに対するLEEP法，浸潤がんに対して手術に代わる放射線療法について自験例も交えて述べた．へき地診療所ではなじみの少ない治療法ではあるがその効果と副作用についての記述がへき地診療所に勤務する諸氏に役立つなら筆者としては本望である．

●文　献

1) Benedetti-Panici P, Zullo MA, Plotti F, et al. Long-term bladder function in patients with locally advanced cervical carcinoma treated with neoadjuvant chemotherapy and type 3-4 radical hysterectomy. Cancer 2004 ; 100 (10) : 2110-2117.
2) Morris M, Eifel PJ, Lu J, et al. Pelvic radiation with concurrent chemotherapy compared with pelvic and para-aortic radiation for high-risk cervical cancer. TEM 1999 ; 340 (15) : 1137-1143.
3) Wright VC, Chapman W. Intraepithelial neoplasia of the lower female genital tract : etiology, investigation, and management. Semin Surg Oncol 1992 ; 8 (4) : 180-190.
4) Bloss JD. The use of electrosurgical techniques in the management of premalignant diseases of the vulva, vagina, and cervix : an excisional rather than an ablative approach. Am J Obstet Gynecol 1993 ; 169 (5) : 1081-1085.
5) Michelin MA, Merino LM, Franco CA, Murta EF. Pregnancy outcome after treatment of cervical intraepithelial neoplasia by the loop electrosurgical excision procedure and cold knife conization. Clin Exp Obstet Gynecol 2009 ; 36 (1) : 17-19.

〈奈良県立奈良病院産婦人科　豊田　進司〉

【20】子宮体がん

Key Points
1) 罹患・死亡とも増加傾向にある．
2) 症状は不正性器出血が重要である．
3) 診断には細胞診が有用だが，偽陰性もあり注意が必要．
4) 確定診断は子宮内膜組織診による．
5) 治療は手術療法が第一選択．
6) 早期がんが多く，全体として予後は良好．

1. 疫 学

罹患・死亡とも増加傾向である．人口10万対罹患数は12.5（2005年），死亡数は2.5（2009年）[1]．発症年齢のピークは50代（39.2%），ついで60代（24.8%）が多く，40代，70代（13%）と続く[2]．

2. 進行期

手術所見により決定する（表1）[3]．

表1　手術進行期分類（日産婦2011，FIGO2008）[3]
I期：子宮体部に限局するもの
IA期：癌が子宮筋層1/2未満のもの
IB期：癌が子宮筋層1/2以上のもの
II期：癌が頸部間質に浸潤するが，子宮を超えていないもの＊
III期：癌が子宮外に広がるが，小骨盤を超えていないもの，または所属リンパ節へ広がるもの
IIIA期：子宮漿膜ならびに／あるいは附属器を侵すもの
IIIB期：腟ならびに／あるいは子宮傍組織へ広がるもの
IIIC期：骨盤リンパ節ならびに／あるいは傍大動脈リンパ節転移のあるもの
IIIC1期：骨盤リンパ節転移陽性のもの
IIIC2期：骨盤リンパ節転移の有無にかかわらず，傍大動脈リンパ節転移陽性のもの
IV期：癌が小骨盤をこえているか，明らかに膀胱ならびに／あるいは腸粘膜を侵すもの，ならびに／あるいは遠隔転移のあるもの
IVA期：膀胱ならびに／あるいは腸粘膜浸潤のあるもの
IVB期：腹腔内ならびに／あるいは鼠径リンパ節を含む遠隔転移のあるもの
＊頸管腺浸潤のみはII期ではなくI期とする．

表2　子宮体がんの臨床病理学的特徴[4]

	Ⅰ型	Ⅱ型
年齢	比較的若年	高齢
エストロゲン暴露	あり	なし
背景子宮内膜	子宮内膜増殖症 子宮内膜異型増殖症	萎縮性
分子生物学的異常	マイクロサテライト不安定性 K-ras PTEN の変異 βカテニンの核内集積	P53 の異常 異なる部位における ヘテロ接合性の消失
がんの組織型	類内膜がん （およびその亜型） 粘液性腺がん	漿液性腺がん 明細胞腺がん 未分化がん
がんの分化度	高（〜中）	低
がんの進行度	低	高
予後	比較的良好	不良

表3　子宮体部腺がんの組織学的分化度[3]

すべての類内膜腺がんは腺がん成分の形態により Grade1，2，3 に分類される．
　Grade1：充実性増殖の占める割合が腺がん成分の 5%以下であるもの
　Grade2：充実性増殖の占める割合が腺がん成分の 6〜50%のもの，あるいは充実性増殖の割合が 5%以下でも細胞異型の著しく強いもの
　Grade3：充実性増殖の占める割合が腺がん成分の 50%を超えるもの，あるいは充実性増殖の割合が 6〜50%でも細胞異型の著しく強いもの
組織学的分化度に関する注意
　（1）漿液性腺がん，明細胞腺がん，扁平上皮癌は核異型により Grade を判定する．
　（2）扁平上皮への分化を伴う腺がんの Grade は腺がん成分によって判定する．

3. 特　徴

　組織型は比較的予後の良い類内膜腺がんが多い（81.1%）[2]．漿液性腺がん，明細胞腺がんは予後不良である．臨床病理学的特徴からⅠ型とⅡ型に分類される（表2）[4]．組織分化度により再発リスクが異なるため，治療方針の決定に重要である（表3）[3]．
　Ⅰ期 65.4%，Ⅱ期 7.6%，Ⅲ期 20.2%，Ⅳ期 6.2% とⅠ期症例が多い[2]．

4. 症　状

　不正性器出血（過多月経，点状出血，褐色帯下を含む）が重要で，95% 以上の症例に認められる[5]．

```
子宮体部      手術    類内膜腺がんG1相当     腹式単純子宮全摘出術／両側附属器
に限局    →  可能  → かつ内膜に限局     →  摘出術    腹腔細胞診
                                        ［オプション］
                                        卵巣温存    妊孕能温存療法
              ↓                          腹式単純子宮全摘出術／両側附属器
              → その他すべて         →  摘出術
                                        腹腔細胞診  後腹膜リンパ節郭清術
                                        ［オプション］
                                        腹腔部分切除術    大網切除術
                                        鼠径リンパ節生検術
                                        準広汎子宮全摘出術／両側附属器
                                        摘出術

臨床的に明らかな   手術                   広汎子宮全摘出術／準広汎子宮
頸部間質浸潤    → 可能              →   全摘出術／両側附属器摘出術
                                        腹腔細胞診
                                        後腹膜リンパ節郭清術
                                        ［オプション］
                                        大網切除術    鼠径リンパ節生剣術
                                        腹式単純子宮全摘出術／
                                        両側附属器摘出術

腹腔内病変
 ・腹腔細胞診陽性   腹式単純子宮全摘出術／両側附属器摘出術        化学療法
 ・附属器転移    → ＋腹腔細胞診＋後腹膜リンパ節郭清術・    →    骨盤外部照射
 ・リンパ節転移     大網切除術  腫瘍減量術                      拡大照射
 ・大網転移                                                    腟断端照射

子宮外骨盤腔内病変
 ・腟浸潤         放射線療法（骨盤外部照射／腔内照射）
 ・膀胱浸潤    →  化学療法
 ・直腸浸潤       手術療法

腹腔外／肝転移 → 姑息的腹式単純子宮全摘出術／両側附属器摘出術
                 ± 放射線療法 ± 化学療法
                 腫瘍減量術
```

図1　臨床所見と初回治療方針[6]

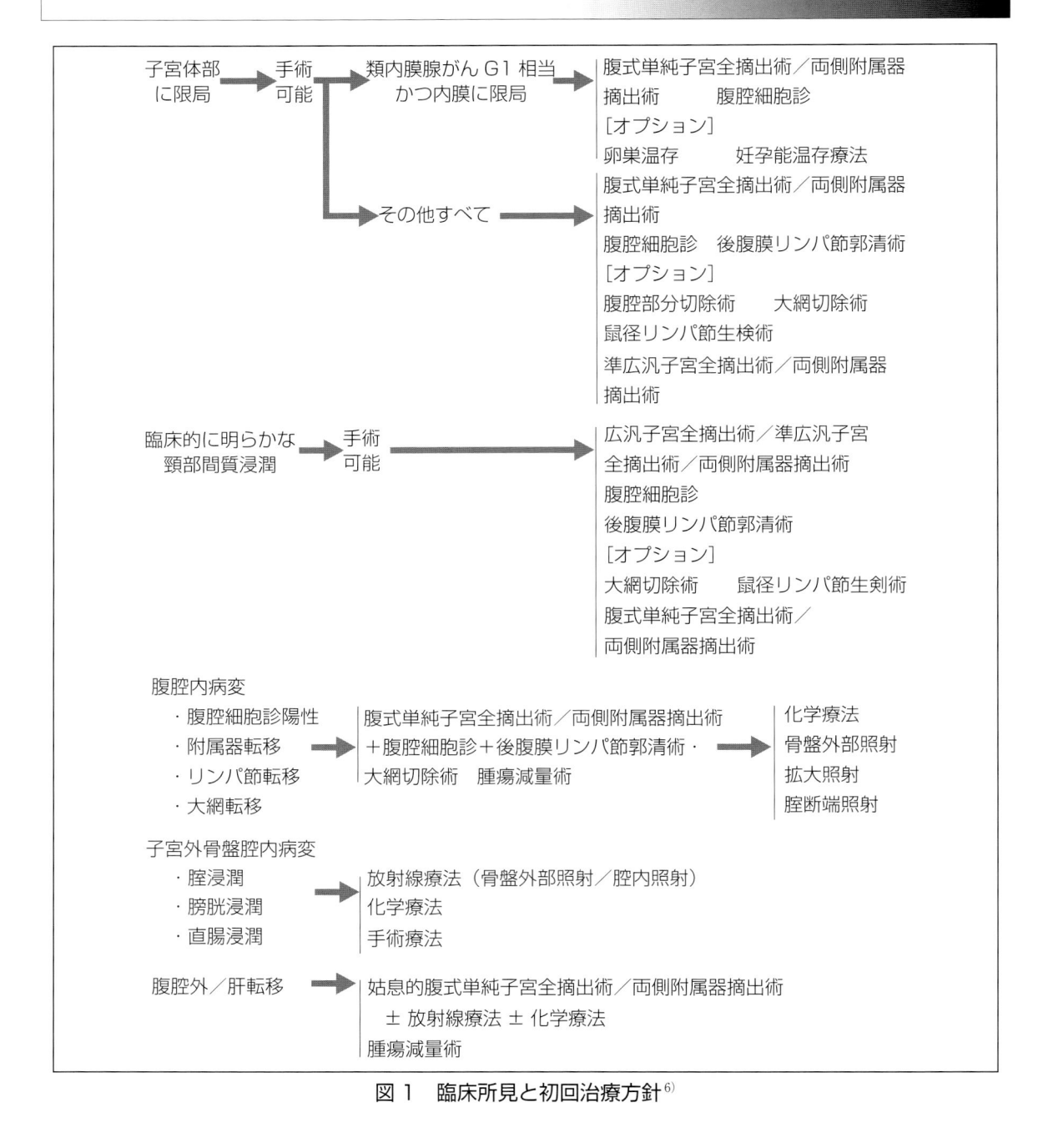

5. 診断法[3]

1）**子宮腔内細胞診**：検出感度は90〜95％．初期がん，病変が小さいもの，高分化型（G1）では偽陰性になることがある．症状が続く，もしくは疑わしい場合には細胞診を繰り返し実施するか，組織診を実施する．

2）**子宮内膜組織診**：細胞診が陽性または疑陽性，あるいは細胞診が陰性であっても子宮体がんが疑われる場合に行う．類内膜腺がんG1は異型内膜増殖症と鑑別が困難な場合がある．

表4 子宮体がんの術後再発リスク分類[6]

低リスク群：類内膜腺がん G1 あるいは G2 で筋層浸潤 1/2 以内
　　　　　　頸部浸潤なし
　　　　　　腹腔細胞診陰性
　　　　　　脈管侵襲なし
　　　　　　遠隔転移なし
中リスク群：類内膜腺がん G3 で筋層浸潤 1/2 以内
　　　　　　類内膜腺がんで筋層浸潤 1/2 を超える
　　　　　　頸部浸潤あり
　　　　　　腹腔細胞診陽性
　　　　　　脈管侵襲あり
　　　　　　漿液性腺がん，明細胞腺がんあるいは未分化癌
　　　　　　遠隔転移なし
高リスク群：付属器・漿膜・基靱帯進展あり
　　　　　　腟壁浸潤あり
　　　　　　骨盤あるいは傍大動脈リンパ節転移あり
　　　　　　膀胱・直腸浸潤あり
　　　　　　腹腔内播種あり
　　　　　　遠隔転移あり

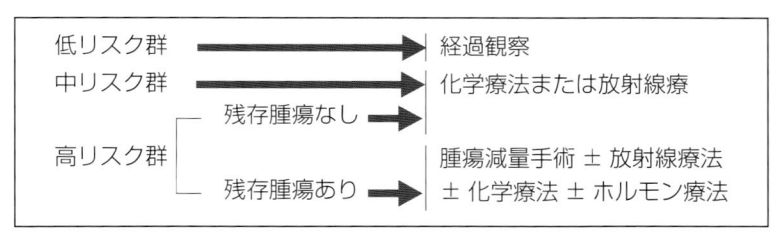

低リスク群	→	経過観察
中リスク群	→	化学療法または放射線療
高リスク群 残存腫瘍なし	→	
高リスク群 残存腫瘍あり	→	腫瘍減量手術 ± 放射線療法 ± 化学療法 ± ホルモン療法

図2　術後治療[6]

3) **超音波断層検査**：子宮内膜の肥厚．閉経後のカットオフ値は 5 mm．
4) **MRI**：T_2 強調画像（矢状断および横断像），Gd 造影 T_1 強調画像（矢状断および横断像）．原発巣の腫瘍径，筋層浸潤，頸部浸潤，骨盤リンパ節転移の有無を評価．
5) **CT**：造影にて胸部から骨盤部．スライス厚 5 mm．リンパ節転移，遠隔転移の診断に必須．

6. 治　療[6]

手術療法が第一選択．手術が不可能な場合，化学療法や放射線療法を行う（図1）．
術後再発リスク（表4）にもとづいて術後治療を決定する（図2）．
・化学療法レジメ：アドリアマイシン＋シスプラチン
　　　　　　　　　パクリタキセル＋カルボプラチン
・妊孕能温存療法：黄体ホルモン製剤の投与．

対象：子宮内膜全面搔爬にて高分化型類内膜腺がんと組織学的に診断され，かつ筋層浸潤および子宮外転移がない妊孕能温存希望例．

7. 予　後

5年生存率はⅠ期95.4％，Ⅱ期86.8％，Ⅲ期75.4％，Ⅳ期22.3％[2]．

●文　献
1) 国立がん研究センター．がん情報サービス
2) 婦人科腫瘍委員会．第51回治療年報．子宮体癌治療成績．日産婦誌 2012；64（3）：1098-1116.
3) 日本産科婦人科学会・日本病理学会・日本医学放射線学会・日本放射線腫瘍学会編．子宮体癌取扱い規約，第3版，金原出版，2012.
4) 森谷卓也，鹿股直樹．子宮体癌の病理診断に関する最近のトピックス．産科と婦人科 2012；79（2）：125-130
5) 矢嶋　聰：婦人科悪性腫瘍の早期診断に関する up to date（その2），子宮体癌．日産婦誌 1988；40（11）：N26-29.
6) 日本婦人科腫瘍学会編．子宮体がん治療ガイドライン2009年版，金原出版，2009.

〈新潟県立新発田病院産婦人科　塚田　清二〉

【21】卵巣がん

> **Key Points**
> 1) 特異的な症状はなく，早期がんでは症状が全く現れないことが多い．
> 2) 卵巣腫瘍の診断には画像診断が重要．
> 3) 良性・悪性の鑑別は難しく，最終的には手術と病理学的検査が必要．
> 4) 進行例には手術・化学療法による集学的治療が行われる．
> 5) 手術の目的は，組織型，分化度，進行期の確定を行い，術後化学療法の適応を判断することと，原発および転移巣の可及的な摘出である．
> 6) 化学療法は一般に TC 療法（パクリタキセル/カルボプラチン）が行われる．
> 7) 再発治療は根治が困難であり，QOL の維持が主な目標となる．

[1] 卵巣がんとは

　卵巣は女性の生殖系に属し，骨盤内の子宮の両側におのおの一つずつ存在する，拇指頭大の楕円形の臓器である．生殖細胞である卵子が卵巣で成熟し放出される．また卵巣は周期的に女性ホルモンを分泌している．通常 50 歳前後に，その機能は失われ，閉経する．

　卵巣がんは卵巣を覆う組織にできる上皮性のがんである．子宮頸がんについで頻度の高い婦人科悪性腫瘍であり，本邦における年間罹患数は約 8,500 人で，毎年約 4,500 人が，卵巣がんが原因で死亡している．卵巣は腹腔内臓器であり，自覚症状に乏しく，確立された検診法がないことから早期発見が困難であり，約半数の症例が腹膜播種や遠隔転移を来した進行がんで発見される．

　進行例に対しては手術および化学療法による集学的治療が行われる．近年，プラチナ製剤やタキサン製剤の導入により，ある程度の予後の改善はみられているが，長期予後は依然として不良であり，5 年生存率は早期例を含む全体で約 40％である．

[2] 卵巣がんの症状

　卵巣がんでは，便秘，腹痛，腹部膨満，腹部腫瘤感などの症状を来すことがある．しかし，これらは卵巣がん以外の病態でもみられる症状であり，特異的ではない．また早期の場合は症状が全く現れないことが多い．

[3] 卵巣がんの診断

1. 卵巣腫瘍の診断

　まず卵巣腫瘍の有無を把握する必要がある．以前より卵巣腫瘍を指摘されており，経過観察，あるいは放置されている例も少なくないので病歴の聴取は必須である．内診は重要であるが，患者の体格・協力，腫瘍の大きさ・性状などにより診断精度が影響を受けやすく，婦人科専門医であっても内診のみで除外診断は困難である．鑑別が必要な場合は超音波検査，CT，MRIなどの画像診断がとくに有用である．超音波検査は腸管ガスの影響を受けにくい経腟超音波検査が迅速，簡便であるが，施行が難しい場合はCTが選択されることが多い．MRIは腫瘍の性状や他臓器との位置関係など，CTよりも有用な情報が多く得られるので，可能であればこちらを優先する．

2. 良性腫瘍と卵巣がんの鑑別

　日本産科婦人科学会が刊行する産婦人科診療ガイドライン[1]では，「卵巣腫瘍と確実に診断できる場合は，腫瘤が小さい場合でも，手術を勧める．手術をしない場合は，最初は1～3か月後，以後3～6か月毎に経過観察を行う」とされている．卵巣腫瘍が自然消失することはないことと，卵巣腫瘍の良性・悪性の鑑別は非常に困難であり最終的な診断は病理組織学的検査によらざるを得ないため，と推察される．したがって，卵巣腫瘍が診断された場合は，その時点で専門医に紹介するべきである．

　超音波検査やCT，MRIなどの画像検査による良性・悪性の鑑別点は，血流のある充実部分の有無である．したがって，超音波検査ではカラー・パルスドップラー法，CT，MRIでは造影剤の使用が診断に有効である．しかしながら，良性の充実性腫瘍との鑑別は困難なことが多く，また小さながんの場合は同定が難しい．

　腫瘍マーカーはCA125が頻用される．極端に高い値の場合は悪性の可能性を示唆するが，卵巣がんに特異的なものではない．内膜症などの良性の炎症性疾患や，他臓器がんの腹膜播種でも高値を示すことがある．

　腹水が認められる場合は，可能であれば穿刺採取し細胞診を行う．悪性細胞を検出すれば，その後の治療方針決定の重要な根拠となる．

　最終的な良性・悪性の診断は，病理学的検査によること，また，手術をしないで臨床的に診断するには限界があることをよく理解し，患者に十分説明する必要がある．

[4] 進行期，組織型，組織分化度

　日本婦人科腫瘍学会の卵巣がん治療ガイドライン[2]では，進行期，組織型，組織分化度を総合

表1　卵巣がんの FIGO 国際進行期分類
I期：卵巣に限局 　Ia：片側卵巣に限局 　Ib：両側卵巣に限局 　Ic（a）：自然皮膜破綻　　Ic（1）：腹腔洗浄細胞診陽性 　Ic（b）：術中皮膜破綻　　Ic（2）：腹水細胞診陽性
II期：骨盤内臓器へ進展 　IIa：子宮，卵管への進展 　IIb：子宮，卵管以外の骨盤内臓器への進展 　IIc（a）：自然皮膜破綻　　IIc（1）：腹腔洗浄細胞診陽性 　IIc（b）：術中皮膜破綻　　IIc（2）：腹水細胞診陽性
III期：骨盤腔を超える腹膜播種，後腹膜リンパ節転移，肝表面，小腸，大網転移 　IIIa：顕微鏡レベルの播種，転移を組織学的に確認 　IIIb：2 cm 以下の播種，転移病変を組織学的に確認 　IIIc：2 cm を超える播種，転移病変を組織学的に確認あるいは後腹膜リンパ節転移陽性
IV期：遠隔転移，肝実質への転移，胸水細胞診陽性

的に評価して治療法を選択する方法を推奨している．

1．進行期

　International Federation of Gynecology and Obstetrics（FIGO）国際進行期分類が一般的に用いられる（表1）．I期は腫瘍が卵巣に限局しているもの，II期は骨盤内臓器への進展がみられるもの，III期は腹腔内に進展が及ぶもの，あるいは後腹膜リンパ節に転移を認めるもの，IV期は腹腔を超えた遠隔転移がみられるもの，である．進行期決定に必要な手術・検査はできる限り行い，術中所見も詳しく記録する．腹腔細胞診陽性はI期であっても術後補助化学療法の適応となるので，術中に腹水を認めた場合は必ず採取し，認めない場合は洗浄細胞診を検査に供する必要がある．

2．組織型

　卵巣がんの組織型には，漿液性，粘液性，類内膜，明細胞，未分化型，そしてそれぞれの混合型がある．とくに明細胞腺がんは早期がんにおいて他の組織型と治療方針が異なるので注意を要する．

3．組織分化度

　病理組織学的分化度（grade）の分類として国際的なコンセンサスを得られているものはないので，それぞれの施設の基準に従っているのが現状である．なお，粘液性がんと明細胞がんでは

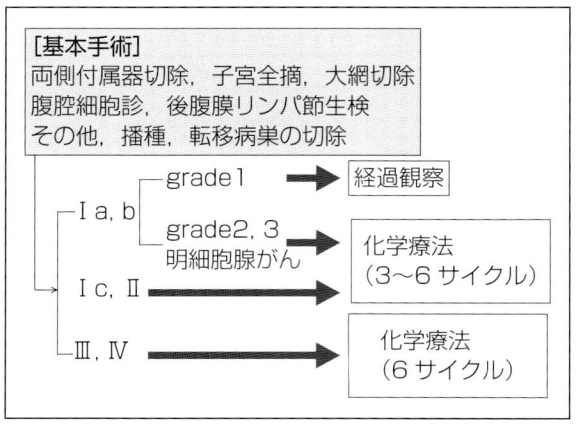

図1 卵巣がんの治療フローチャート

grade分類は行われていない．

[5] 卵巣がんの治療

　手術療法と化学療法による集学的治療を行う（図1）．手術の目的は，卵巣がんの診断，組織型，組織分化度，進行期の確定を行い，術後化学療法の適応を判断することと，原発および転移巣を可及的に摘出することにある．化学療法は一般にTC療法（パクリタキセル／カルボプラチン）が行われる．原発巣が摘出困難と考えられる場合に，術前に化学療法を行うneoadjuvant chemotherapy（NAC）や，手術が試験開腹に終わった場合や術後の最大残存腫瘍径が1cm以上の場合などに，化学療法を3〜6コース行った後に，改めて腫瘍減量手術を行うinterval debulking surgery（IDS）が選択されることもある．

[6] 卵巣がんの再発治療

　いったん寛解が得られた卵巣がん症例も，その半数以上が再発する．再発例に対しては化学療法が選択されることが多い．前治療で化学療法が行われていない場合はTC療法を行う．化学療法が行われた症例では，前治療終了から再発までの期間が6か月以上（感受性腫瘍）の場合は，前治療と同様の化学療法が選択される．再発までの期間が6か月未満（抵抗性腫瘍）の場合は他の化学療法を選択せざるを得ないが，現時点で確立されたものはない．再発治療は根治が困難であり，奏効期間も前治療の奏効期間を超えることはまれである．したがってQOLの維持が主な目標となる．

●文　献
1) 日本産科婦人科学会・日本産婦人科医会編．産婦人科診療ガイドライン―婦人科外来編2011，日本産科婦人科学会，2011．
2) 日本婦人科腫瘍学会編．卵巣がん治療ガイドライン2010年版，金原出版，2010．

〈自治医科大学産科婦人科学　嵯峨　泰〉

【22】乳がん検診

　乳がん検診について，乳がんの疫学，検診方法，抱えている問題点などを概説します．
　乳腺疾患の精査，治療方法については，『地域連携を育てる乳癌診療の基礎知識[1]』をご参照ください．

[1] 乳がんの疫学

1．日本の現状

　日本人女性では乳がんの罹患率が年々増加傾向にあり，1年間に新たに乳がんと診断される患者は約6万人と推定されています（図1）[2]．これはがん全体の約20％に相当します．約18人に1人の女性が一生涯の間に乳がんに罹患するといわれ，女性のなかで最も多いがんといえます．30代後半から増加し，40歳代後半に罹患率のピークがあります（図2）[3]．また死亡率も増加傾向にあり，2010年には約12,000人が乳がんで亡くなっています．社会的にも家庭内でも多くの役割を担う大切な時期の女性を襲う病気といえます．

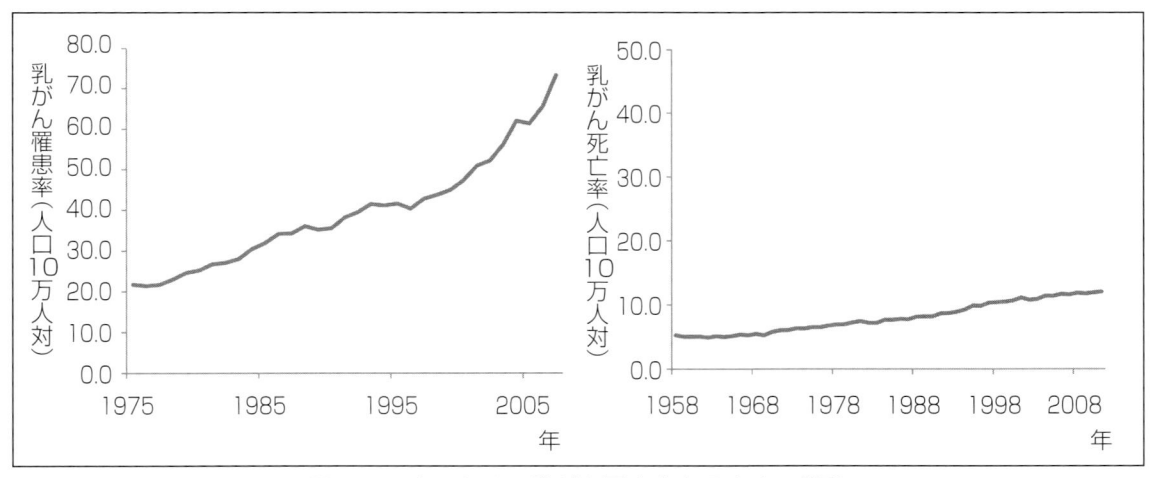

図1　日本における乳がん罹患率と死亡率の推移
（国立がん研究センターがん対策情報センター，文献2）から引用）

　日本では乳がんの罹患率，死亡率ともに増加傾向にあります．増加の原因として生活習慣の欧米化が考えられていますが，不明な点もたくさんあります．

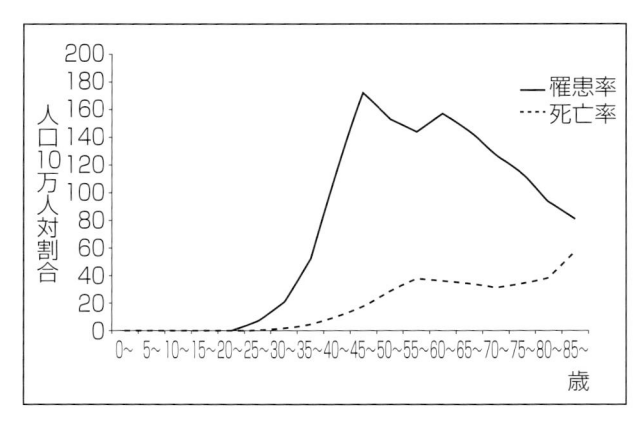

図2 年齢階級別乳がん罹患率および死亡率（女性）
（国立がん研究センターがん対策情報センター）
（文献3）から引用改変）

欧米では閉経後乳がんの罹患率が高いのに対し，日本では40歳代後半に罹患率のピークがあることが特徴です．
近年は日本においても閉経後乳がんの罹患率が上昇傾向にあります．
罹患率は2006年，死亡率は2010年の値．罹患率には非浸潤がんも含む．

2. 検診先進国にみる乳がんの疫学

近年米国では乳がんで命を失う女性の率は年々減少してきています（図3）[4]．日本より乳がんの罹患率の高い米国では，古くから検診制度の充実に努めてきました．マンモグラフィ検診受診率は70％台と高く，早期に発見される乳がんが増えていることが死亡率減少に寄与しています．さらに乳がんに対する補助療法が進歩してきたことも理由として考えられます．

さらに，2003年に50歳以上における浸潤性乳がんの罹患率が減少しています．これはWomen's Health Initiative（WHI）が2002年に更年期症状に対するホルモン補充療法の乳がんへの危険性について勧告を発表したことが影響しています[5]．ホルモン補充療法はマンモグラフィの背景濃度を上昇させるため，診断という点においても問題があるとされています．一方，検診による効果で，非浸潤がんの罹患率は年々増加傾向にあります．

[2] 日本における乳がん検診

1. 乳がん検診の意義

乳がん検診の目的は乳がんを早期に発見し，適切な治療をすることにより，乳がんによる死亡を減らすことです（図4）．さらに，乳がんを早期に発見することにより，乳房温存手術，センチネルリンパ節生検などの縮小手術が可能となり，治療期間の短縮や医療費の節減なども併せて，患者のQOL（quality of life）の向上が得られます．

2. 検診体制

乳がん検診は，欧米の多数の臨床試験結果から定期的に視触診にマンモグラフィを併用する検診（マンモグラフィ併用検診）を行うことが推奨されています．日本でも，2000年より50歳以上の

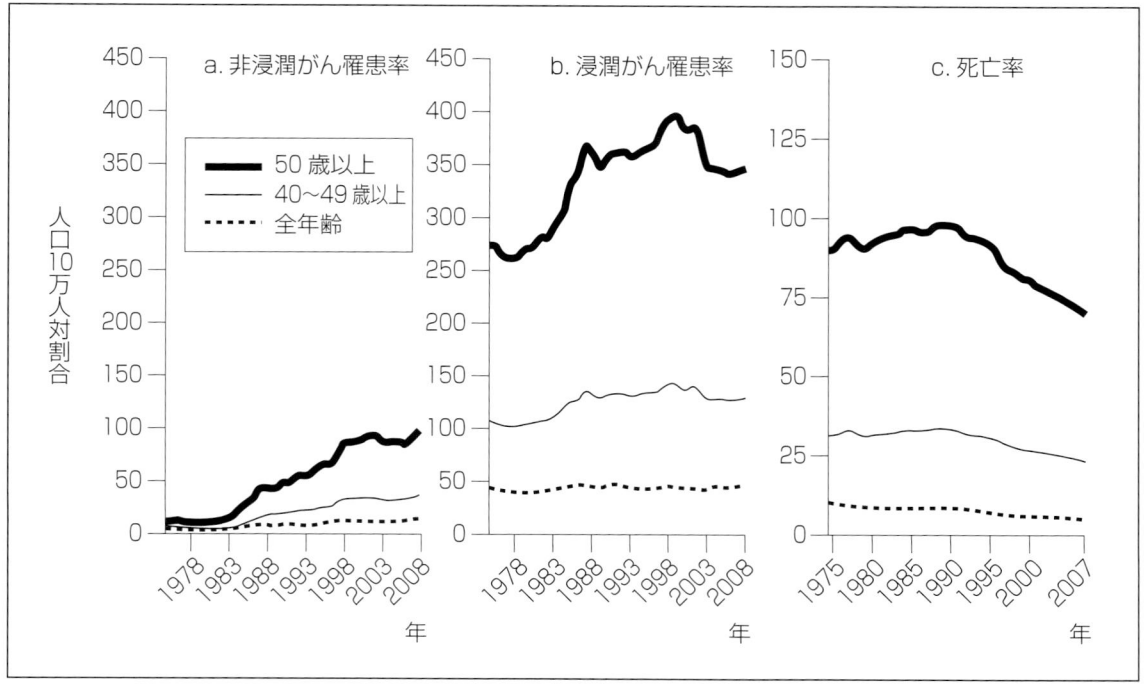

図3 米国における乳がん罹患率と死亡率の推移
(SEER* data base, 文献4) から引用改変)

1980年代から非浸潤がん, 浸潤性乳がんともに罹患率が上昇していますが, マンモグラフィ検診導入の効果が主な原因と考えられています. 1990年ごろから死亡率が低下してきていますが, 検診による早期発見と補助療法の進歩が寄与しています. 2003年に, とくに50歳以上において浸潤性乳がんの罹患率が減少しているのはホルモン補充療法の使用が減少したためと考えられています.

*SEER: surveillance, epidemiology, and end results

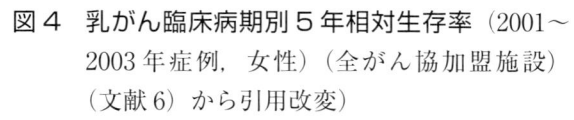

図4 乳がん臨床病期別5年相対生存率 (2001～2003年症例, 女性) (全がん協加盟施設)
(文献6) から引用改変)

乳がんでは他のがんに比べ増殖が遅いため, 転移再発しながらも生存している方も含まれていますが, 病期Ⅰ, Ⅱではほとんどの患者が生存しています. 一方, 病期が進むにつれて生存率が低下していることから, 早期に診断することの重要性がわかります.

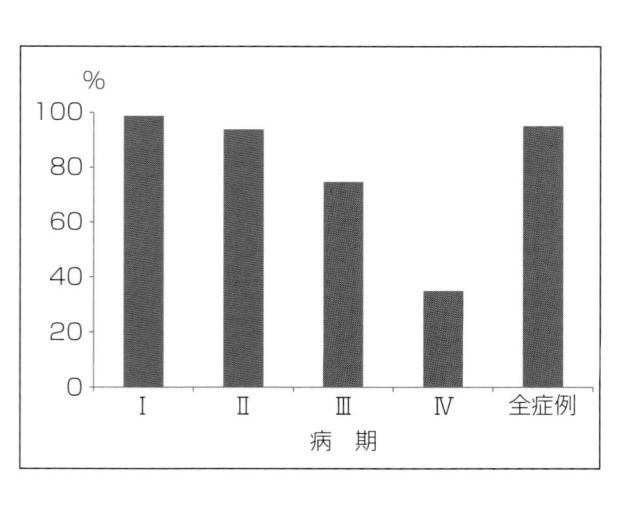

女性に2年に1回のマンモグラフィ併用検診が導入されました. 2004年より対象年齢が40歳以上に引き下げられました. マンモグラフィは40歳代には2方向撮影, 50歳以上ではMLO 1方向撮影が基本ですが, 2方向撮影を実施してもよいとなっています.

表1 実施体制別乳がん検診

検診体制	対策型検診	任意型検診
具体例	行政主導による集団検診	人間ドック
目的	対象集団全体の死亡率減少	個人の死亡リスク減少
対象	集団	個人
視触診とマンモグラフィ併用	推奨	推奨
超音波検査	推奨せず	条件付きで推奨
視触診のみ	推奨せず	推奨せず

　乳がん検診は本稿で述べる対策型検診のほかに，任意型検診があります（表1）[7]．日常臨床でよく行われる超音波検査は乳がんの診断をするうえで有用ですが，対策型検診において対象集団全体の死亡率を減少させることにエビデンスが認められているモダリティーはマンモグラフィ検査です．

3．マンモグラフィの精度管理

　日本におけるマンモグラフィの精度管理は，日本乳癌検診学会，日本乳癌学会などの関連6学会で構成されている「NPO法人マンモグラフィ検診精度管理中央委員会（精中委）」が中心となり，マンモグラフィの読影および撮影の資格，検診施設としての画像評価などを行っています．乳がん検診はがん検診のなかで最も精度管理がなされています．

　マンモグラフィを高い精度で診断するためには，まず精度管理された適切なマンモグラフィが撮影されることが必要です．そして精中委で行われる講習会を受講し，試験でA，B判定を取得した医師が読影することが必要です．読影水準を維持し，向上させるためには最先端のマンモグラフィに対する知識や読影技術を定期的に追加習得しなくてはなりません．

　対策型検診における精度管理の指標のひとつとして，要精査率があります．要精査率はがん検診受診者のうち，精密検査が必要とされた方の割合で，一応11.0％以下が許容値とされています．病変の見落としは当然のことながら大きな問題ですが，逆に精密検査に回すことが多くなると，不必要な心配を与える方が多くなります．乳腺外来では，専門外来としてのパフォーマンスの低下につながり，また過剰診断による医療費増加の問題も生じます．

　乳がんに対する検査の詳細については，（社）日本医学放射線学会・（社）日本放射線技術学会編『マンモグラフィガイドライン』とNPO法人日本乳腺超音波診断会議編の『乳腺超音波診断ガイドライン』を参考にしてください．

4．視触診方法

　視触診は撮影されたマンモグラフィを参考にしながら行います．

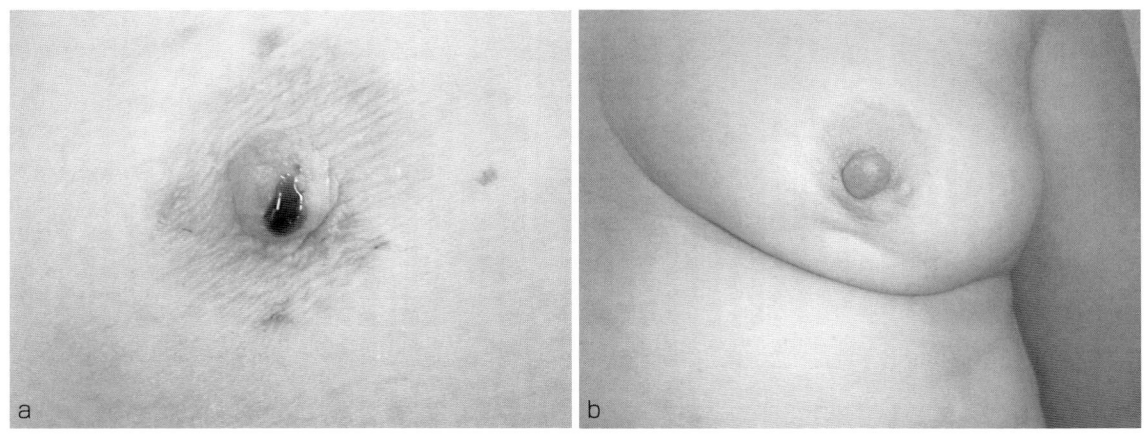

図5 視触診での異常所見
a 血性乳汁分泌：乳頭には15〜20個の乳管が開口しています．そのうちの特定の部位から赤〜黒色の乳頭分泌物がある場合には，非浸潤がんの可能性がありますので，精査が必要です．
b 皮膚陥凹（Delle）：皮膚が牽引され，陥凹を来している場合，その部分に乳がんが存在している可能性があります．

まんべんなく全体を視触診し所見を見落とさないためには，自分なりに視触診の流れを決めておくことが勧められます．乳房の視触診は仰臥位と，座位の両方で行います．

まず乳頭陥没，乳頭異常分泌，乳頭びらんなどの乳頭の異常の有無を確認します．次に皮膚の陥凹所見（dimpling sign, Delle）の有無を確認します（図5）．

通常，触診は第2，3，4指の指先で行います．仰臥位での触診は，手を下げた状態と手を上げた状態で行います．乳腺組織はある程度の硬さと表面の凸凹があります．つまむようにするとしこりと間違えることがありますので，指先に圧をかけて，餅を平たく伸ばすようなイメージで触診します．乳腺組織の硬さは強めにおさえることで平坦化しますが，腫瘤あるいは硬結があると高さや抵抗を感じます．その際には反対側乳房と左右差を比較します．とくに外側上部は乳腺組織が多く，しこり様に触れることがありますが，左右対称であれば正常範囲と判断します．病変を疑う場合，ピアノタッチで大きさや範囲，表面の性状を確認します．

リンパ節の触診は座位で行います．まず，鎖骨上窩と頸部リンパ節を触診します．鎖骨上窩はリンパ節が腫脹していても，頭側の辺縁しか触れないことがほとんどです．腋窩部分は，患者の腕を軽く支持し，腋窩をリラックスさせ，第2，3，4指を合わせ外側から腋窩頂上に挿入，そこで指先を曲げ，リンパ節を頭側に逃がさないようにします．そして指先を胸壁側に押しつけるようにしながら下方に滑らせ，腋窩リンパ節を評価します．

5. 日本の受診者の動向

厚生労働省2010年国民生活基礎調査におけるがん検診の受診状況調査では，40〜69歳の過去1年間の受診率は30.6％でした（図6）[8]．2007年が24.7％であり，2009年に検診費用が無料になる

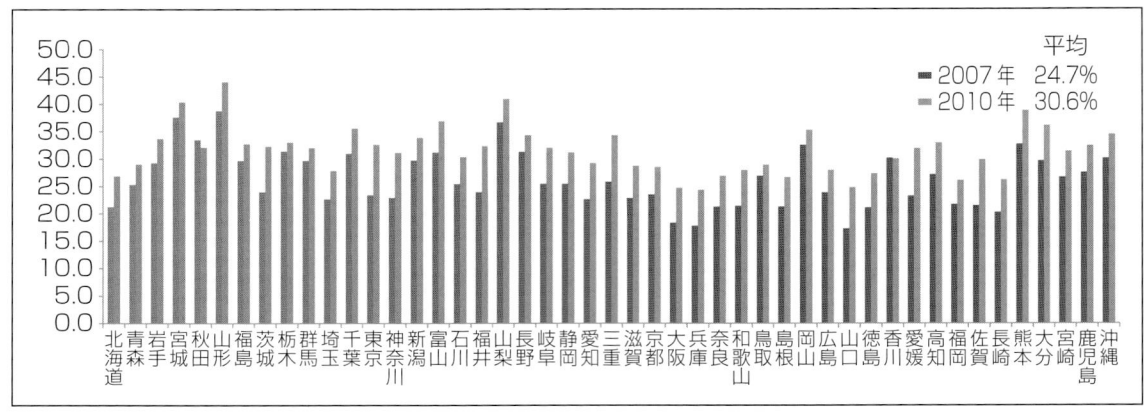

図6 都道府県別がん検診受診率（40〜69歳，女性）（国民生活基礎調査2007年，2010年）
2007年に比べて2010年では受診率が増加している県が多いが，県によるばらつきが大きく，全国的に受診率が高いとはいえない状態です．過去1年の受診率で，健診など（健康診断，健康診査および人間ドック）の中で受診したものも含む．ただし入院者は除かれている．
（文献8）から引用改変）

クーポン券などの効果もあり増加傾向ですが，2012年6月に策定された「がん対策推進基本計画」で目標とされている50％にまで到達していません．

日本乳癌学会による全国乳がん患者登録調査報告によると検診で自覚症状がなく発見された患者は2005年に18.7％でしたが，2009年には24.4％に増加していました（**表2**）[9]．2009年登録症例中，2cm以下の症例は自己発見群では44.8％でしたが，検診で自覚症状がなく発見された群は70.1％を占めていました．検診により早期乳がんが発見される割合が高いことが示されています．

日本における乳がんの死亡率を減少させるために，ピンクリボン活動などの啓発活動による検診受診者の意識改革や，医療者，行政などの体制の整備などが今後も継続して行わなければなりません．

6．乳がん検診の諸問題

1）40歳代を対象とするマンモグラフィの問題点

2009年に米国予防医学専門委員会（U.S. Preventive Services Task Force；USPSTF）では，50歳以上の女性と比較して40歳代の女性に対する定期的な乳がん検診は，死亡減少率効果（benefit）はあるものの，罹患率が低い割に要精査率が高く，費用や身体的，精神的負担による不利益（harm）が少なくないことより，推奨グレードをB（推奨する）からC（推奨しない）に変更しました[10]．これに対し，日本乳癌検診学会では，日本では米国に比して40歳代の乳がんの罹患率が高く，より大きな影響を及ぼすことが考えられるため，「わが国における科学的根拠に基づいた推奨度の改定を行うまでは，当面現行の推奨を継続することが妥当である．」としています．

また40歳代のマンモグラフィ検診では，乳腺組織の多い乳房のため，検診精度が低いという問

表2　全国乳がん患者登録調査報告（日本乳癌学会）

	2005年	2006年	2007年	2008年	2009年
登録施設数	266	251	295	461	639
登録症例数（女性）	19,422	20,412	23,531	30,297	40,621
発見状況（％）					
自己発見	70.5	68.6	67.3	63.8	60.8
検診（自覚症状あり）	5.0	4.3	5.5	4.3	4.8
検診（自覚症状ない）	18.7	20.4	20.1	24.1	24.4
その他	5.0	6.0	6.0	6.1	8.2
不明	0.8	0.7	1.2	1.7	1.8

題もあります．高濃度乳房は50歳未満に多く，欧米人より日本人に多くみられます．50歳以上では乳がんの約90％が発見されるが，高濃度乳房の多い40歳代では71％ほどしか診断できないといわれています[11]．この問題を解決するために，2007年に第三次がん総合戦略研究事業として，40～49歳の女性を対象とした「乳がん検診における超音波検査の有効性を検証するための比較試験」（Japan Strategic Anti-cancer Randomized Trial；J-START）が企画されました[12]．この試験はマンモグラフィに乳腺超音波検査を併用する群と併用しない群の間で，検診の感度，特異度，さらに乳がん死亡率減少効果を検証するものです．登録者数数万人の大規模な臨床試験であり，欧米人とは乳房の特性の異なる日本人での超音波検査の有効性を検証する日本発の貴重なデータが期待されます．

2）読影医不足

マンモグラフィの診断においては読影資格を有する二人の医師が二重読影することが必要です．精中委により資格認定された読影医は確実に増加しています．しかし，実際には一次検診に従事する読影医の確保が困難になっている施設や地域が存在します．今後，検診件数が増加した場合には，読影医の不足施設がさらに増えてくることでしょう．読影医の確保のために労働条件の改善などの対策が求められます．

マンモグラフィは従来からのアナログ画像からデジタル画像への変換が急速に進み，モニタ診断がなされています．モニタ診断は，読影医が明るさやコントラストを調節できることから高濃度乳房に対する有用性が示されているばかりでなく，遠隔診断による読影業務の集中化が実現できるという利点を有しています．日本乳癌検診学会から2011年に「検診マンモグラフィ遠隔診断に関するガイドライン」により精度管理基準が示されています[13]．読影医が足りない施設に対して，遠隔診断システムの構築が期待されます．

3）検診後の精査機関での診断精度

　マンモグラフィ併用検診により，非触知の早期乳がんが多数発見されるようになりました．一方，早期であればあるほど，画像的にも病理学的にも乳がんと確定診断することが難しくなります．そのため，検診で要精査とされながら，精密検査により乳がんと診断されず，見逃される症例が生じていることが問題となっています．この対策として，2009年に日本乳癌学会と日本乳癌検診学会の共同で乳がん検診の「精密検査実施機関基準」が作成されました[14]．そこでは日本乳癌学会の乳腺専門医が常勤していること，乳腺疾患の診断に習熟した医師，診療放射線技師，臨床検査技師，看護師などが精検用マンモグラフィおよび乳腺超音波診断装置を用いて精査を行うこと，専門医により病理診断が行われることなどが明記されています．検診実施機関と精密検査実施機関が定期的なカンファランスなどを通して精度管理に努めると同時に，がんでないと診断された方のその後の経過を把握し，追跡できる体制を整備することが大切です．

4）遺伝性乳がんを取り巻く問題

　母親や姉妹が乳がんになった場合，一般の人に比べ2～4倍乳がんになるリスクが高いといわれています．そのなかには，食生活などの環境因子だけでなく，遺伝的な要因が強く関与しているものがあります．その頻度は乳がん全体の5～10％といわれています．家族性乳がんの定義として，1）第1等近親者（親，子供，兄弟姉妹）に発端者（本人）を含め，3人以上の乳がん患者がいる場合，2）第1等近親者（親，子供，兄弟姉妹）に発端者（本人）を含め2人以上の乳がん患者がおり，そのうちのいずれかが，a）40歳未満の若年性乳がん，b）同時性あるいは異時性両側性乳がん，c）同時性あるいは異時性他臓器重複がんのいずれかに該当する場合が考えられます[15]．さらに家族内に男性乳がんや卵巣がん患者が存在する場合には，がん抑制遺伝子であるBRCA1およびBRCA2の変異を伴う遺伝性乳がん・卵巣がん症候群（hereditary breast and ovarian cancer sydrome）の可能性が高くなります．

　遺伝性乳がん・卵巣がん症候群を有する女性は生涯のうちに約80％の確率で乳がんに，また約30～40％の確率で卵巣がんに罹患するといわれています．この二つの遺伝子は常染色体上に存在し，常染色体優性遺伝形式で遺伝しますが，実際に男性乳がんが発生することは多くありません．

　日本においてはBRCA1／2の遺伝子検査は保険適用になっていないため，遺伝性乳がんの正確な頻度は不明ですが，欧米と同程度と推定されています[16]．患者本人に対しては治療の内容や術後の経過観察の方法が通常と異なり，また家族に対しては検診内容において通常と異なる対応が必要であるため，疑いのある場合にはBRCA遺伝子検査を提示することが望ましいでしょう．遺伝性乳がん・卵巣がん症候群の負荷がある場合，18歳から月に1回の乳房自己検診，25歳ごろからの専門医による半年ごとの視触診と乳腺超音波検査，1年ごとのマンモグラフィあるいはMRI検査などが勧められます[15]．MRIスクリーニング検査を行う際には，造影剤を使用すること，両側撮影できること，専用コイルを使うことなどの指針が示されています[17]．また同時に遺伝カウンセリングの体制を整える必要があります．

【おわりに】

乳がんは早期発見することで治癒が期待できます．また手術，薬物療法などにおいて侵襲の少ない方法を選択することも可能です．精度の高い検診体制を整え，多くの女性が乳がん検診を受けることにより，乳がんによる死亡が減少することを切に願うものです．

● 文 献

1) 曳野　肇．地域連携を育てる乳癌診療の基礎知識．医療文化社，2012．
2) 地域がん登録全国集計によるがん罹患データ，人口動態統計によるがん死亡データ．独立行政法人国立がん研究センターがん対策情報センターがん情報サービス．http://ganjoho.jp/professional/statistics/statistics.html
3) 部位別年齢階級別がん死亡率（2010 年），部位別年齢階級別がん罹患率（2006 年）．がんの統計 '11．公益財団法人がん研究振興財団．http://ganjoho.jp/public/statistics/backnumber/2011_ip.html
4) DeSantis C, Siegel R, Bandi P, et al. Breast cancer statistics, 2011. CA Cancer J Clin 2011 ; 61 : 409-418.
5) Rossouw JE, Anderson GL, Prentice RL, et al. Writing Group for the Women's Health Initiative Investigators. Risks and benefits of estrogen plus progestin in healthy postmenopausal women: principal results from the Women's Health Initiative randomized controlled trial. JAMA 2002 ; 288 : 321-333.
6) 全がん協部位別臨床病期別 5 年相対生存率（2001-2003 年症例）．加盟施設の生存率協同調査．http://www.gunma-cc.jp/sarukihan/seizonritu/seizonritu.html
7) 科学的根拠に基づいた乳がん検診の方法．がん検診ハンドブック．公益財団法人日本対がん協会 HP．http://www.jcancer.jp/about_cancer/handbook/2nyugan/2igi.html
8) 都道府県別がん検診受診率データ．独立行政法人国立がん研究センターがん対策情報センターがん情報サービス．http://ganjoho.jp/professional/statistics/statistics.html
9) 全国乳がん患者登録調査報告．日本乳癌学会．http://www.jbcs.gr.jp/people/people.html
10) U.S. Preventive Services Task Force : Screening for breast cancer : U.S. Preventive Services Task Force. Ann Intern Med 151 : 716-726, W-236, 2009.
11) Suzuki A, Kuriyama S, Kawai M, et al. Age-specific interval breast cancers in Japan: estimation of the proper sensitivity of screening using a population-based cancer registry. Cancer Sci 2008 ; 99 : 2264-2267.
12) Ohuchi N, Ishida T, Kawai M, et al. Randomized controlled trial on effectiveness of ultrasonography screening for breast cancer in women aged 40-49（J-START）: research design. Jpn J Clin Oncol 2011 ; 41 : 275-277.
13) 検診マンモグラフィ遠隔診断に関するガイドライン ver1.2 日本乳癌検診学会乳がん検診遠隔診断検討委員会．http://www.jabcs.jp/images/mammography.pdf
14) 乳がん検診の精密検査実施機関基準．日本乳癌学会・日本乳癌検診学会．http://www.jabcs.jp/images/seimitukikan.pdf
15) 小杉眞司．遺伝子乳がんと遺伝カウンセリング・BRCA1/2 遺伝学的検査．戸井雅和編，乳がんレビュー 2012．メディカルビュー社，大阪，2011, p275.
16) Sugano K, Nakamura S, Ando J, et al. Cross-sectional analysis of germline BRCA1 and BRCA2 mutations in Japanese patients suspected to have hereditary breast/ovarian cancer. Cancer Science 2008 ; 99 : 1967-1976.
17) 乳がん発症ハイリスクグループに対する乳房 MRI スクリーニングに関するガイドライン ver.1.0 日本乳癌検診学会乳がん MRI 検診検討委員会．http://www.jabcs.jp/images/mri_guideline_fix.pdf

〈松江赤十字病院乳腺外科　曳野　　肇〉

【23】更年期障害

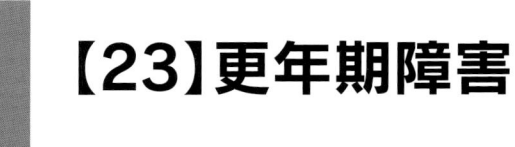

Key Points
1) 更年期にさまざまな自覚症状を訴えて受診した女性に「更年期障害」を疑う．
2) 更年期症状のなかでも，期待できるホルモン補充療法（HRT）の効果に差がある．
3) HRT中止後5年までは1～2年ごとの乳がん検診と子宮体がん検診が推奨される．

　産婦人科以外で女性ホルモン製剤による治療が行われる機会は少ないと考えられるので，本稿では，1) 更年期障害の治療対象として婦人科受診を勧めてほしい症例，2) 更年期障害の治療内容と，治療中（とくにホルモン補充療法，hormone replacement therapy；HRT）の患者が他科を受診した際の注意点について説明する．

[1] 更年期障害を疑う（婦人科受診を勧めてほしい）症例

1) **更年期**とは，閉経[注1]（日本人の平均50.54歳）の前後5年の合計10年間をいう．
2) **更年期症状と更年期障害**
   ①更年期に現れ自覚される[注2]，多種多様な症状（不定愁訴）を「更年期症状」とよぶ．
   ②器質的変化によらないことの確認（除外診断）が最も重要である．
   ③多くの更年期女性が更年期症状を経験するが，日常生活に支障を来す場合，「更年期障害」として治療対象となる．
   ④a．自律神経失調症状，b．精神神経症状，c．その他に分けられる．
   ⑤エストロゲンの低下に伴う内分泌学的変化のほか，社会・環境的要因，心理・精神的要因が複雑に関与する．
   ⑥日本人女性では，肩こりや易疲労感の訴えが多いことが特徴とされる．
3) **更年期障害**の診断を確定する特有の症状はなく，他の疾患を除外診断して，「器質的変化によらない」ことを確認しなければならない．年齢，閉経（子宮および/または卵巣摘出）の有無や症状の種類，時にホルモン検査（血中FSH，E2）の結果を加味し，他疾患との鑑別に迷うとき

[注1] 閉経の診断は，更年期にある女性において12か月以上の無月経が続いた場合に確定される．更年期と思われる年代であっても，無月経の女性の妊娠の可能性はゼロではない．

[注2] マスコミで目にする「若年更年期障害」，「プチまたはプレ更年期障害」の用語は少なくとも正式な医学用語ではなく，使用に賛同しない婦人科医も多い．

【23】更年期障害

症状	症状の程度		
	強	弱	無
1. 顔や上半身がほてる（熱くなる）			
2. 汗をかきやすい			
3. 夜なかなか寝付かれない			
4. 夜眠っても目をさましやすい			
5. 興奮しやすく，イライラすることが多い			
6. いつも不安感がある			
7. ささいなことが気になる			
8. くよくよし，ゆううつなことが多い			
9. 無気力で，疲れやすい			
10. 眼が疲れる			
11. ものごとを覚えにくかったり，物忘れが多い			
12. めまいがある			
13. 胸がどきどきする			
14. 胸がしめつけられる			
15. 頭が重かったり，頭痛がよくする			
16. 肩や首がこる			
17. 背中や腰が痛む			
18. 手足や節々（関節）の痛みがある			
19. 腰や手足が冷える			
20. 手足（指）がしびれる			
21. 最近音に敏感である			

（日本産科婦人科学会生殖・内分泌委員会報告）

図1　日本人女性の更年期症状評価表

比較的少なめの21項目とし，症状の程度「中」の選択肢が省かれているのが特徴

表1　更年期症状の分類

自律神経失調症状 （エストロゲン欠落症状）	顔面のほてり・のぼせ（hot flush）*，異常発汗*，動悸，めまい，頭痛
精神神経症状	情緒不安，いらいら，抑うつ気分，不安感，不眠，頭重感
その他	肩こり・腰痛・関節痛，吐き気・食欲不振，排尿障害，外陰腟違和感・乾燥感・掻痒感，性的障害（性交痛など）

*血管運動神経症状：HRTの効果が最も期待できる

は，後述のホルモン製剤の診断的投与を行い判断する．
4) **鑑別すべき疾患**として，とくにうつ病（心理テストで評価）や，更年期が発症の好発年齢である甲状腺疾患（機能亢進症・低下症ともに更年期症状に類似，甲状腺腫大のチェックや甲状腺機能検査），悪性疾患の重要性が高い．

[2]更年期障害の治療およびその効果と注意点

更年期障害治療の薬物療法は，低下したエストロゲンを補うホルモン補充療法（hormone replacement therapy；HRT）と漢方療法が中心であり，抗うつ薬・抗不安薬などの向精神薬や認知行動療法が選択されることもある．

1) HRT を目的としたエストロゲン（＋黄体ホルモン[注3]）製剤の種類として，現在，日本で使用可能なものは，内服薬，経皮投与薬（貼付，ジェル），腟錠である[注4]．
2) 血管運動神経症状に対して HRT の効果が最も期待できる．
   一方，血管運動症状以外の症状に対する HRT の有効率はそれほど高くないため，更年期障害の一症状と考えられる場合でも，HRT に固執しないほうがよい．
3) 更年期障害の抑うつ気分，抑うつ症状に対して HRT が有効とされている．閉経に関連するうつ病に対しては，SSRI や SNRI[注5] を用いることが勧められている．
4) 漢方療法では，加味逍遙散，当帰芍薬散，桂枝茯苓丸が用いられることが多い．
5) HRT のマイナートラブルに，不正性器出血と乳房痛・緊満感[注6] がある．
6) エストロゲンの低下による影響は通常1～2年，長くても2～3年で終わると考えられるが，更年期障害の症状には環境因子や性格・生育歴なども関与し，また，骨粗鬆症の予防なども考慮する場合もあるため，治療中止の時期は個々に判断する．
7) HRT を5年以上継続する場合，乳がんリスクが高まることを再度説明し同意を得る．

婦人科以外の医師も知っておくほうがよい事項

1) 2002年に米国で行われた，HRT による冠動脈疾患一次予防の有効性を検証するための大規模臨床試験 Women's Health Initiative（WHI）の中間解析で，乳がんや冠動脈疾患リスク上昇が報告されたため試験が中止されたことで，HRT を回避する流れもあったが，その後 WHI 試験

[注3] エストロゲン製剤単独では子宮内膜がんのリスクが高まるため，必ず黄体ホルモン剤を併用しなければならない．避妊用ピルも同じくエストロゲン＋黄体ホルモンの組成だが，排卵抑制を目的とするため，HRT の必要量をはるかに上回るホルモン量が含まれ，心血管系・脂質代謝・乳腺などへの影響が大きい．

[注4] 薬剤の種類，投与経路，投与量などを個別に検討することで，有害事象のリスクを低下させることが可能．注射製剤はエビデンスが乏しく標準的治療として推奨されていない．

[注5] 自律神経失調症状に対する有効性も認められているが，保険適用はない．（SSRI=selective serotonin reuptake inhibitors, 選択的セロトニン再取り込み阻害薬/SNRI=sertonin & norepinephrine reuptake inhibitors, セロトニン・ノルアドレナリン再取り込み阻害薬）

[注6] 持続投与により徐々に軽快することが多い．

表2 ホルモン補充療法の禁忌と慎重投与

[禁忌]
重度の活動性肝疾患，現在の乳がんとその既往者，冠動脈疾患既往者，脳卒中既往者，急性血栓性静脈炎または血栓塞栓症とその既往，現在の子宮内膜がんおよび低悪性度子宮内膜間質肉腫，原因不明の不正性器出血，妊娠が疑われる場合

[慎重投与]
胆嚢炎および胆石症の既往者，重症の家族性高トリグリセリド血症，肥満者，60歳以上の新規投与，血栓症のリスクを有する症例，慢性肝疾患，コントロール不良な糖尿病・高血圧，片頭痛，てんかん，急性ポルフィリン血症，子宮内膜がんの既往，卵巣がんの既往者，子宮筋腫・子宮内膜症・子宮腺筋症の既往者

の問題点が整理され，現在では「ホルモン補充療法ガイドライン」（最新は2012年度版）に従って適応が検討されるようになった．

2) HRTによる重大な有害事象（頻度は少ない）：乳がん（5年未満の治療例でリスクは増加しない），卵巣がん，肺がん，冠動脈疾患（WHI試験で心筋梗塞増加，開始年齢60歳未満では増加せず），虚血性脳卒中，血栓塞栓症．
   ＊エストロゲン単独療法では，乳がん，冠動脈疾患，脳卒中のリスクは増加しない．

3) エストロゲン製剤単独では，子宮内膜がん（子宮体がん）のリスクが高まるため，子宮を摘出した女性以外では必ず黄体ホルモン剤を併用しなければならない．
   一方，エストロゲンと黄体ホルモンを併用すると，乳がんなどのリスクが上昇する．
   このため，HRT中止後5年までは乳房検査および子宮体がん検診が勧められている．

4) 下記の疾患にもHRTの効果が期待できるが，単独ではHRTの適応とならない．
   ①骨粗鬆症：閉経後のエストロゲン欠乏状態が骨吸収を亢進させる．
   ②高脂血症，動脈硬化：卵巣ホルモンの分泌低下により，LDL-C粒子数が増加し，男性ホルモンの相対的上昇により内臓脂肪が蓄積しやすくなる．
   ③老化防止などの目的のHRTは医学的に認められない（HRT開始年齢が高いほど重大な副作用の発症率が高くなる）．

●文　献
1) 日本産科婦人科学会編．産科婦人科用語集・用語解説集，改訂第2版，金原出版，2008．
2) 神崎秀陽編．更年期・老年期外来ベストプラクティス，医学書院，2011．
3) 日本産科婦人科学会・日本更年期医学会．ホルモン補充療法ガイドライン2009年度版，日本産科婦人科学会生殖・内分泌委員会，日産婦誌 2001；53（6）：13-14．
4) 日本産科婦人科学会編．産婦人科診療ガイドライン―婦人科外来編2011，CQ411-417
   http://www.jsog.or.jp/activity/pdf/gl_fujinka_2011.pdf

〈パキスタン・カラチ総領事館　竹川　僚一〉

【24】ケースレポート論文の書き方

Abstractから見たうまいケースレポート

> ### *Key Points*
> 1) Structureを守った論文を書く．
> 2) ケースレポートのabstractにもstructureがある．
> 3) 「二つ分かった法」で論文を書こう．
> 4) ケースレポートでは「希有性」だけを売り物にしない．
> 5) コモンに潜む「落とし穴」を新規に発見し，記載する．
> 6) 臨床で何が有用か，を「売り」に．
> 7) 正しい論文日本語で書く．冗長言語，文語，および医学業界用語を使わない．

▷ ケースレポート抄録の書きっぷりで実力判明

　ケースレポートabstractの書きっぷりで著者の力量が知れる．抄録には正しいstructureがある．Structureを守った抄録を書く．一方，日本語は変幻自在だ．「正しい日本語」は存在しない．が，抄録には「変な」日本語がたくさん登場する．

　Structureの正しい，少なくとも「変な日本語」を排除したわかりやすい抄録を書こう．Structureと日本語，その両者からの吟味が必要だ．

　なお，論文の書き方，ケースレポートの書き方については，成書[1]で手取り足取りを記述してある．ここでは，エッセンスだけつめこむ．新機軸も打ち出し，読者friendlyにわかりやすく記載していく．スペースの都合で，「ケースレポート抄録の書き方」だけに絞って述べるが，これを読めば「ケースレポート」って何なんだ？　がわかるような仕組みにしてある．

1．書きたい内容は？

　以下，症例のケースレポート，とくにその抄録を書くことにしよう．

　「子宮破裂は，児死亡と母大出血を示す最緊急疾患である．ところが，以前筋腫核出術をした子宮部分が破裂してしまったのに，破裂部分が大網で覆われてしまい，経過が緩慢で，母子共に救命できた例を経験した．子宮破裂に留まらず，臓器破裂・損傷においてもこのような現象が認められる可能性がある」と書きたい．

　もっと簡単に，今回の「新規発見事項」は，

　「大網などで破裂部が被覆されていると急性症状を示さぬ破裂もある．」だから「この所見は産科

【24】ケースレポート論文の書き方

以外の種々臓器破裂損傷にも応用できるかも」である．産婦人科になじみが薄いならば，どのような臓器でも OK．その臓器の破裂損傷を想定して読んで行っていただきたい．外傷でも OK だ．

2. 良い抄録の見本（字数制限 600 字）

スペースの関係上，まず手本を示してしまう．（ア）（イ）などの記号は，〈5.「良い抄録見本」に見る理想的 structure〉で述べるためのものなので気にせず，流し読みしてみよう．

タイトル：急性症状を示さない子宮破裂：破裂部大網被覆例

（ア）妊娠子宮破裂は母子生命を奪い得る．母は大出血し，児は子宮外へ飛び出す．胎盤早期剥離が起こり児は死亡する．（イ）今回，子宮破裂部に大網が強固に癒着し，破裂部をマスクしてしまい，激烈症状を示さなかった母子救命例を経験した．（ウ）29 歳の初産婦．25 歳時に子宮体部前面の筋腫に対して筋腫核出術を受けている．今回，妊娠 36 週 1 日に，弱い子宮収縮を主訴に入院した．陣痛発来と判断したが，子宮収縮に見合わない腹痛を訴える．児の well-being は保持されていた．超音波では，筋腫核出部が薄くなっており，同部分に子宮外からのマスが固着している．Color Doppler で核出部位（子宮菲薄部位）から腹腔内への出血が認められ，同時に貧血（Hb 5.2 g/dL）を認めた．子宮破裂と判断し，緊急帝王切開した．核出部には大網が強固に癒着し，これを解離したところ，4 cm の破裂口を認めた．同部位からの動脈性出血を認めた．児は子宮内に存在し，胎盤早期剥離は認めなかった．以上から子宮破裂と確診した．子宮下節横切開で児を分娩させ，破裂部は修復した．（エ）筋腫核出部には大網が癒着しやすい．また子宮破裂は核出部に発生しやすい．本症例では，核出部が破裂したが，大網が"外側から"破裂部を被覆してしまい，子宮破裂の激烈所見・症状が認められなかった．（オ）母児 circulatory collapse を認めない子宮破裂も存在する．ことに，筋腫核出後妊娠ではその可能性がある．（カ）他臓器破裂損傷においても，類似現象が存在する可能性がある．（590 字）

なんだ，これで模範か，見栄えがしないな，と思うだろう．見栄えしないほうがいい．これで十分だ．この後でじっくり述べていく．

3. 論文の書き方（松原の「二つわかった法」）

まず，論文 structure（abstract structure ではない）をまとめる．以前の成書[1]では 120 ページかけて書いたことを半ページで書く．エッセンスだけだ．

1) （ア）Introduction は 3 段論法．Known（わかっていること），unknown（まだわかっていないこと），problem（今回明らかにしたいこと＝論文に書きたいこと）．
2) Case 部分：しつこく書かない．「診断は当該疾患だ」を補強する所見は書き，「鑑別すべき疾患を否定する negative data」はいちいち書かない．家族歴，既往歴は，「今回いいたいことと無関係」ならば全部落とす．読者が追随できるように文脈を整える．

3) Discussion は，「二つわかった」ならば，5 段落（段）から構成させるのが基本．何をどこに書くかというと，

①第 1 段に（イ）「今回二つわかった」とまず結論先出し．二つとは（ウ）「A である．」（エ）「B である．」と書く．この例では A ＝激烈所見を示さない子宮破裂も存在する，B ＝それは大網による破裂部被覆だ，と書く．今回の新規発見事項を重要度順に二つ並べる．

②第 2 段：文頭は必ず（オ）「A である」を据える．その後で，「A である」と自分は考えるが，それがどれだけ正しいか，言葉の限り鉄壁防御．他者の論文を引用することが多い．

③第 3 段：文頭は必ず（カ）「B である」を据える．以下，自分は正しいと鉄壁防御．

④第 4 段：（キ）一般化．ここが難しい．たとえば「破裂部分の被覆が症状をマスクする例は胃潰瘍でも知られている」．「それはね，」などと，「子宮破裂という産科特有疾患だけでなく，医学全般に役立つ知恵です」と訴える．これが一般化．

⑤再度（ク）「A である」（ケ）「B である」と述べて，ここが肝心だが，（コ）「これはこのように応用できる」で終わる．「この症例だけの話ではなくて，医学世界に何が有用か？」で終わる．これを「価値判断」という．論文は原著でも，ケースレポートでも，価値判断で終わる．

なお，原著論文では limitation paragraph（この研究の足らざる部分）を最後から 2 番目に作るが，ケースレポートでは不要．

4．「二つわかった法」だと，読者（査読者）はどこを見るか？

「二つわかった法」で論文を書くと，内容が一瞬でわかる．

見方の流れ（目の動き）は以下だ．（ア）（イ）などは〈3. 論文の書き方〉の記号に一致．

（ア）産科の子宮破裂の話だな．子宮破裂は母子が死ぬわけだが，それほど激烈ではないものもあるのかどうか？　そんなことってあるだろうか？

（イ）結論は二つだ．二つ発見したんだな．それは，

（ウ）A なんだ．

（エ）B なんだ．

（オ）A なんだ．理屈に合うな．

（カ）B なんだ．これも理屈に合う．

（キ）産婦人科だけの「おたく」の話ではないわけだ．なるほど．

（ク）（ケ）A，B なんだ．しつこいな，もう十分わかったよ．

（コ）そうか，産科 single case の話ではなく，医学一般にも使える．待てよ，先週の胃潰瘍，どうだったかな？　そもそも大網の役割って何なんだ．大網だけでなく，癒着，というのは皆このような作用があるのではないかな？

などと，読者はどんどん考えを広げていく．これが真の一般化．これがよいケースレポートの代表だ．

査読は，だから，5 つの段落の段落頭文（トピック文という）だけを見る．著者もまずは段落頭

文だけ考えて並べれば，それで論文はほぼ完成だ．

ただ「A である」，「B である」が心の底から理解できていないと論文は書けない．「A ではなくて C ではないかな？」などとぐずぐず考えている段階では論文執筆を絶対に開始しないことだ．

5.「良い抄録の見本」に見る理想的 structure

では，今述べたことを見本で確かめよう．Abstract は「Introduction, Case, Discussion」の総まとめだから，今述べた要素が全部詰め込まれている．（ア）（イ）の記号は〈2.「良い抄録の見本」〉に相当．

(ア) これは known．

(イ) Unknown = problem になっている．疑問文の姿はしていないが，「激烈でない（非典型的な）破裂はあるだろうか？」がこの論文全体の problem = question であり，答えはもちろん "Yes" である．（ア）+（イ）だから 3 段でなく，見かけは 2 段だがその心はやはり 3 段だ．

(ウ) Case は可能な限り簡略に．しかし，抄録だけを読んだ人でも情報が完全に理解できるように書いてある．一方，余計なことは一切書いてない．

(エ) これは 3．の 3）に記載した Discussion の第 2 段と 3 段「妥当性鉄壁防御」に相当．理屈の説明．この部分（エ）は structure 上からは存在せずともよいが，この文章があれば読者は「意味」がよく理解できる．

(オ) Discussion 第 1 段，「二つわかった」を繰り返す．（イ）と同じ．

(カ) 価値判断．（カ）は割愛して（オ）を価値判断とみなして論文終了でも OK．つまり，（オ）なんだから気を付けようという姿で，臨床的有用性で論文を終えても OK．字数制限が 400 字ならば Case をあと 100 字削り，まず（カ）を，それでも多いならば，仕方がないから（エ）を落とす．

6. 悪い抄録の見本

タイトル：極めて稀な経過を示した子宮破裂の 1 例

（ア）今回極めて稀な臨床経過を示した妊娠子宮破裂の 1 例を経験したので，その経過と（イ）当該疾患に関する文献報告のまとめとを併せて報告する．症例は 29 歳の 1 回経産婦．（ウ）既往歴に小児喘息が，家族歴には母の高血圧がある．25 歳時に近医で子宮筋腫核出術を受けた．（エ）近医カルテによれば，子宮前壁の筋層内の 6 センチ大筋腫を 1 個核出している．（オ）最終月経○○で妊娠した．（カ）妊娠経過は順調であった．妊娠 36 週 1 日に弱い子宮収縮を主訴に入院した．（キ）下腹部痛を訴えたが，WBC 9,000 CRP 0.2 mg/dL と炎症所見を認めず，虫垂炎は否定的であった．その後，腹痛が増強し，（このあとで子宮破裂と判断して開腹し，治療終了までは同じ）．（ク）子宮破裂においては，本症例のように，緩慢な経過を示す例も存在することを念頭に置くべきである．

7．どこが「悪い」のか？

　まずタイトルは最悪．なぜかは以下を読めばわかる．
　この抄録では，「発見事項」が伝わらない．最も悪いのは「一般化がないこと」．
　順に見ていこう．

（ア）「極めて稀」と頭出ししたら読者はこの抄録を読まない．この後で述べる，「1例を経験したので」もよくない．ケースレポートであることはわかっている．余計なフレーズだ．

（イ）文献報告するよ，などと書く必要は全然ない．「文献的考察も含めて報告する」も同じく×．「鉄壁防御」において文献引用をすることがほとんどであり，無用語．論文において先行成績を示すのは当たり前．

（ウ）既往歴，家族例は今回のストーリーと関係あることだけを書く．どうでもいいことを one pattern で書かない．

（エ）「近医」とは何か？　自分の病院で手術した場合，近医の場合，遠医の場合の三つで今回ストーリーに違いがない．ならば書かない．逆に，もしも後進国で手術を受けており，だから大網癒着が強かった，と言いたいならば「後進国の病院で」とぜひ入れるべき．

（オ）最終月経日取り，だれも興味なし．

（カ）順調であったのは当たり前．順調でない点があり，それが今回ストーリーと関係あるならばぜひ書く．

（キ）これはよくおかす間違え．この担当医は「虫垂炎」を疑ったわけだ．それで，「自分が時間をかけて考えた事象（ここでは鑑別診断）を，考えた時間にふさわしいだけの分量で述べてしまった」．虫垂炎にはだれも興味なし．

（ク）非常に多い常套句．最悪．だって，頭文で「極めて稀」と書いてある．希有症例も全部「念頭に入れる」が結論なのか？　それでは医者は体が持つまい．世界初の症候を発表していて，その結論が「念頭に置く」では明らかにおかしい．そんなに「希有なら」念頭におかなくていい．

　この抄録をまとめると，「非常に稀な，激烈症状を示さない子宮破裂を経験したよ．稀なので，記録に留めておきますから，その利用法は読者さんにお任せします」と，こういうことになる．意地悪な言い方だが．

　本稿では，スペースの関係上，良い例⇨良い structure⇨悪い例，の順番で書いてしまった．良い例を見てしまっているから，「悪い見本」を読んだときに，「これは変だよなー」，何かが変だ，と気がつくだろう．しかし，この手の抄録のほうがむしろずっと多い．もしも読者に時間があれば，まず 6.⇨　7.⇨　2.と逆読みすれば，私の主旨は，完璧にご理解いただけると思う．
　繰り返し書く．「希有な例を経験した．だからその希有な症例も念頭に置こう」これでは，「珍しさコレクター」であり，臨床的価値がない．

8. 希有性を押し出して何が悪い？

　ここが最大の誤解．それほど珍しいならば，「生涯に一度も出会うチャンスはない」，「読む必要はない」と，読者だれもが考える．だって，稀なんだから，自分は一生その疾患（状態）には出会わないと考えるのが人の心．希有性を押し出すのは「その症候が本当に世界ではじめて」，「世界初の新規疾患発見」，「新規徴候発見の第1報」，「その希有性が医学常識を覆してしまった」ときだけ．医者40年で「真の新発見」などそう何度もできるわけがない．

　ただ，論文の命は「新規性」．それでは「希有性強調禁止」と「新規性命」が矛盾するではないか？　そんなことはない．こう考えよう．

　新規とは「これまで知られていなかった（注目されていなかった）症候，それを，新規に，注意喚起した」．だから，「病気はコモンで，症候への目の付けどころが新規で，それが臨床に大変有用だ．」がケースレポートとして一番価値が高く，アクセプトされやすい．簡単にいうと，着眼点が新規，この1点のみ．稀さ加減の勝負に持ち込むのは「真に世界初発見」の場合だけにする．ここは大事な点なので，しつこく述べる．

　もしも「住永-松原-今野病」という世界で500人しか患者がいない病気があったとしよう．その妊娠例は，これまで10例あったとしよう．10例全例が正常分娩できており，「妊娠における住永病の特徴はない」．今回11例目の住永病も無事に分娩できたとして，これは論文になるだろうか？　せめて2例目，3例目ならば「希有性」だけで論文になる．しかし，住永病なんてだれも興味がない．たしかに，住永病合併妊娠は発表者にとっては「極めて希有」だが，それを押し出しても臨床では役立たない．だから，論文はアクセプトされない．

　どうしても，住永病11例目を論文化したいのならこうする．これまでの10例の妊娠分娩の特徴を調べて表を作る．そして，今回症例がその表と異なった点（特異点＝新規点）がないか，を考える．あればそこをテーマに据える．表と全く同じ経過ならば，仕方がない．「住永病合併妊娠」として，今回症例を提示しつつ，総説にしてしまう．

9. 押し出すのは「アイデアの新規性」，「臨床的有用性」．「希有性」ではない

　ケースレポートとして最も優れているのは「コモンな病気に潜む落とし穴．それは多分，稀ならず存在するのだが，まだだれもそれに気が付いていない．その落とし穴にはまると患者が死ぬかもしれない．それへの注意予報の第1報を書く」これが新規，の意味．再度書くと，「対象疾患はコモンのほうがよく，まれな事象ではないはずだが，臨床医はまだその事象に気がついていない．それを見逃すと患者は死ぬ．それを新規に発見して注意報第1報を出した」，が最も良いケースレポート．希有＝新規，ではなくて，注意報が新規＝新規，という意味．

　その目で再度，〈2.〉の「隠されていた子宮破裂」の見本を見てみよう．世界初などとはどこにも書いていない．子宮破裂は産科医が毎日「考慮する」コモンな病気．「大網で被覆されている」．

たぶん，このような事象はどこにでもあると思う．これまで，だれもその「新規性」に気がついていないだけ．もしもこの患者を自宅へ帰してしまったら，自宅で「被覆部がはずれて」その場で大出血して母児とも死亡したろう．コモンで，まれならずありそうで，しかもその（今回新規記載の）事象の臨床的影響が大きい．さらに産科だけでなく，すべての科の疾患において，いかにもありそうな事象だ．これが良いケースレポートの代表である．見栄えはしなくていいから，ここをきちんと押さえた抄録を書こう．

　再度書く．希有性を前面に出さない．この事象を発見したのは私が始めてだ，という意味の新規性を出す．そして，「この」発見が臨床に有用だ，という部分を畳かける．

10．変な日本語

　もうスペースがない．「変な日本語」と，「それを添削したもの」を示しておく．なぜ，添削されているのかがわからない人は，成書[1]をご参照ください．そこでは日本語の書き方だけで，24ページ使って懇切に解説している．下線部が「変」なのだが，頻用されている「医学日本語」である．

> 妊娠36週1日に，弱い子宮収縮にて入院となる．まずは陣痛と判断す．腹痛増強にて，超音波検査施行．同検査にて，筋腫核出部の筋層の菲薄化を認めた．大至急手術室へ連絡し，輸血を施行しつつ，手術を施行したところ，子宮破裂部から出血していた．破裂部分を修復して手術が終了となる．現在，子宮復古を促すために，子宮収縮剤を併用しつつ，子宮復古を観察しているところだ．（175字）

11．どこが「変」かというと

　順番に，「にて」禁止令．「となる」禁止．「文語」禁止．「にて」禁止令．「体言止め多用」禁止．「にて」禁止令．"の"連続の回避．「修飾語は被修飾語の直前に」に違反．「動詞正々堂々」の原則に違反．「隠れた主語探し」すべき．「となる」禁止．「併用」とは何だ．「無用な現在進行完了」禁止．

- 「にて」は使わない．「にて」は医者しか使わないぼかし表現．
- 「になる」「となる」禁止．「60円のおつりになります」でなくて「60円おつりです」と堂々といおう．わざと長く書かない．
- 「判断す」文語である．おかしい．
- 「施行．」絶対禁止というわけではないが，体言止めを多用しない．
- 「○の△の」と"の"を連続させない．
- 「大至急連絡し」と連絡の前に大至急を持ってくる．
- 「輸血を施行」ではなくて「輸血する」である．動詞をわざわざ名詞化して，そこへ「行う，施行する」をくっつけない．立派な動詞が存在するなら，それを堂々と使う．

- 「子宮破裂部から出血していた」これは高度テクニック．主語が前半分は「私」なのに，ここで主語が不明になってしまった．できれば主語を首尾一貫一致させる．
- 「手術が終了」も同じ．
- 「併用」．おかしい．収縮剤を使っているだけ（single therapy）．併用ではない．
- 「しているところだ」．おかしい．現在進行完了で表現すべき事態は非常に少ない．政治の世界でよく使われることば．

12. 日本語を直すと

下線部は直した部分．上記の「原則」に即して直したもの．

> 妊娠36週1日に，弱い子宮収縮を主訴に入院した．陣痛だと判断した．腹痛が増強してきたので，超音波検査した．筋腫核出部筋層の菲薄化を認めた．手術室へ大至急連絡し，輸血しながら，手術したところ，子宮破裂部からの出血を確認した．破裂部分を修復して手術を終了した．現在，子宮復古を促すために，子宮収縮剤を投与しながら，子宮復古を観察している．

まだおかしい．余計な表現があるので，全部を直して意訳する．

> 妊娠36週1日，弱い子宮収縮を主訴に入院した．陣痛だと判断したが，腹痛が増強してきた．超音波検査では筋腫核出部菲薄化を認めた．輸血を開始し，手術したところ，破裂部からの出血を認めた．破裂部分を修復し手術終了した．現在，子宮収縮剤を投与し，子宮復古を観察中である．（130字）

175字が130字で，45/175＝26% reduction. The shorter, the better.
これが最高とはいわないが，ぐっと改善したことは認めてくださると思う．

13. ケースレポートはアイデアと書き方勝負

ケースレポートは"アイデア"と"書き方"勝負．アイデアの新規性（疾患希有性ではない）を発見したらそれを主張して，一気にそこへと責めかかる．ラフを書いてから，推敲して日本語を正す．見栄え（美文採用）はしないほうがよい．英文でも同じことだ．

● 文　献
1) 松原茂樹編著．大口昭英，名郷直樹著．臨床研究と論文作成のコツ．東京医学社，2011；pp1-398．

本稿で示した症例については，"masked rupture"という概念を打ち出し，以下の論文で種々の観点から論述してある．経過部分などは変化させた．

- Kuwata T, Matsubara S, Usui R, et al. Intestinal adhesion due to previous uterine surgery as a risk factor for delayed diagnosis of uterine rupture? A Case report. J Med Case Report 2011 ; 5 : 523.

・Matsubara S, Kuwata T, Sata N. Occluded uterine rupture : preventing catastrophe, preventing early diagnosis. J Obstet Gynaecol Res 2012 ; 38 : 350.

・Matsubara S. "Masked Uterine Rupture" : Key to diagnosis. Arch Gynecol Obstet 2012 ; 286 : 1075-1076.

〈自治医科大学産科婦人科学／自治医大臨床研究支援チーム（CRST）代表　松原　茂樹〉

編著者 略歴

今野　良（こんの　りょう）
1984年，自治医科大学医学部卒業，同年，東北大学産婦人科学教室入局．へき地を含む地域医療に9年間従事しつつ，産婦人科医として研鑽．東北大学医学部産婦人科助手，講師，医局長，自治医科大学総合医学第2講座助教授を経て，2008年，自治医科大学附属さいたま医療センター産婦人科教授．

専門医：日本産婦人科学会専門医，日本臨床細胞学会細胞診専門医，日本産婦人科内視鏡学会技術認定医，日本内視鏡外科学会技術認定医，日本婦人科腫瘍学会専門医，日本がん治療認定医機構認定医など．
学会活動：日本産婦人科学会代議員，日本婦人科腫瘍学会評議員，日本エンドメトリーシス学会理事，日本癌学会評議員，日本産婦人科内視鏡学会理事，日本臨床細胞学会評議員など．2012年，日本婦人科がん検診学会会長（東京）を務めた．

日常診療に役立つ　産婦人科のプライマリケア

2013年4月26日　第1版第1刷発行　　　　　　　　　（定価は表紙カバーに表示）

企　画	地域医療外科系連合会・公益社団法人地域医療振興協会
編　著	今野　良
発行者	中畝　輝夫
発行所	有限会社 医療文化社
	〒105-0004　東京都港区新橋3丁目5番2号　新橋OWKビル3階
	電話 03(3593)0038　FAX 03(3593)0165
	E-mail：iryo-bun@abox.so-net.ne.jp
	振替口座　00110-1-62135
印　刷	横山印刷株式会社
カバー	たむらかずみ（E-mail：beans@eager-beans.org）　　（落丁・乱丁本はお取り替えします）

ⓒ Ryo Konno, 2013 Printed in Japan　　　　　　　　　　ISBN978-4-902122-48-0　C3047

本書の内容の一部，あるいは全部を無断で複写・複製・転載することは，法律で認められた場合を除き，著作権・出版権の侵害となりますので，ご注意ください．
本書の複写に関する許諾権は医療文化社が保有しています．複写される場合はそのつど事前に小社（FAX 03-3593-0165）の許諾を得てください．

[企画＝地域医療外科系連合会／公益社団法人地域医療振興協会]

○外科医・総合医・一般医のための「日常診療に役立つ外科系の知識」シリーズ

地域連携を育てる乳癌診療の基礎知識　編集／曳野　肇　松江赤十字病院化学療法科／乳腺外科

[目次]基礎編／診察編／良性疾患編／検査編／局所療法編／全身療法編／経過観察編／その他
● B5判・頁178・写真図82・定価（本体4,800円＋税）・2012年

日常診療に役立つ　眼科疾患診療のつぼ　大野隆一郎　東京北社会保険病院眼科

[目次]眼科救急／眼のさまざまな症状／白内障・緑内障・屈折矯正／眼の取り扱い方
● B5判・頁170・写真図（カラー）154・定価（本体8,400円＋税）・2012年

日常診療に役立つ　耳鼻咽喉科疾患診療のこつ　佐々木　徹　東京北社会保険病院耳鼻咽喉科

[目次]耳／鼻／のど／頸部／めまい／顔面／実践問題
● B5判・頁102・写真図（カラー）111・定価（本体6,280円＋税）・2011年

日常診療に役立つ　全身疾患関連の口腔粘膜病変アトラス

監修／草間幹夫　自治医科大口腔外科学講座主任教授
編集／神部芳則　自治医科大口腔外科学講座教授／出光俊郎　自治医科大さいたま医療センター皮膚科教授
[目次]Ⅰ　総論～口腔粘膜の特徴，口腔粘膜病変の基本形態，口腔粘膜に対する基本的手術手技，口腔粘膜病変／Ⅱ　各論～病的意義の乏しいもの，口内炎・舌炎・口唇の炎症，血液疾患関連の粘膜病変，消化器疾患関連の粘膜病変，水疱症，膠原病とその類症，肉芽腫症，アレルギー疾患関連の粘膜病変，内分泌疾患関連の粘膜病変，感染症，薬物関連の粘膜病変，角化異常，母斑症・形成異常，腫瘍および類似疾患，嚢胞，歯科領域の口腔粘膜疾患／Ⅲ　トピックス～歯周病と全身疾患，口腔ケアとは
● B5判・頁228・写真図344（うちカラー327，2色図17）・定価（本体12,800円＋税）・2011年

日常診療に役立つ　呼吸器外科のマネジメント　小檜山　律　深谷赤十字病院呼吸器外科部長

[目次]Ⅰ　基本手技アラカルト～胸腔穿刺，胸腔ドレナージ，胸膜癒着術，気管支鏡，開胸と閉胸／Ⅱ　読影に先立って～胸部単純X線写真／Ⅲ　究極の代表疾患～自然気胸，原発性肺癌／Ⅳ　「クリパス」の実際～「クリパス」一般論，わが呼吸器外科「クリパス」／Ⅴ　一口メッセージ
● B5判・頁210・写真図98（うちカラー9）・定価（本体5,600円＋税）・2010年

日常診療に役立つ　心臓血管外科の手技と患者管理

編集／石川　進　帝京大心臓血管外科准教授／安達秀雄　自治医科大さいたま医療センター心臓血管外科准教授／
三澤吉雄　自治医科大外科・心臓血管外科教授
[目次]基本的手術手技と処置／外傷と救急疾患—症例を中心に／基本的検査法と患者管理／心臓血管疾患を合併した手術症例の評価と周術期管理／心臓血管外科手技を用いた境界領域の手術／心臓血管疾患の診断と治療
● B5判・頁240・写真図167（うちカラー19）・定価（本体6,400円＋税）・2009年

[企画＝地域医療外科系連合会／社団法人地域医療振興協会]

外来の眼瞼手術備忘録　釣巻　穰　つりまき眼科医院

メスを握って20年，数千例の手術経験をもつ著者が，手術は学び盗むものという「哲学」を披瀝．対象疾患は外来手術室で局所麻酔により術者だけで手術可能なもの．
● B5判・頁124・図写真（カラー）126・定価（本体8,900円＋税）・2008年

健康なくに 2011　災害が問いかける「公衆衛生とは？」

編集／公益社団法人地域医療振興協会ヘルスプロモーション研究センター
3.11東日本大震災から復旧・復興していく地域の歩みを通して，日頃の活動がいざという時に大きな力になることを実感．
● B5判・頁252・定価（本体2,380円＋税）・2011年

健康なくに　編集／公益社団法人地域医療振興協会ヘルスプロモーション研究センター

地域の自治体で「健康づくり」を進めるためには，「健康」をどうとらえ，どう支えるべきかをさまざまな視点から検討．考え方やその発想法を，保健医療従事者のみではなく住民・行政関係者とともに学ぼう．
● B5判・頁214・定価（本体1,900円＋税）・2010年

医療文化社　〒105-0004　東京都港区新橋3-5-2　新橋OWKビル3階　振替口座　00110-1-62135
☎ 03-3593-0038　FAX　03-3593-0038　E-mail : iryo-bun@abox.so-net.ne.jp